きのこ・海藻・
ネバネバ・発酵食で

藤井恵の免疫力を高めるかんたんごはん

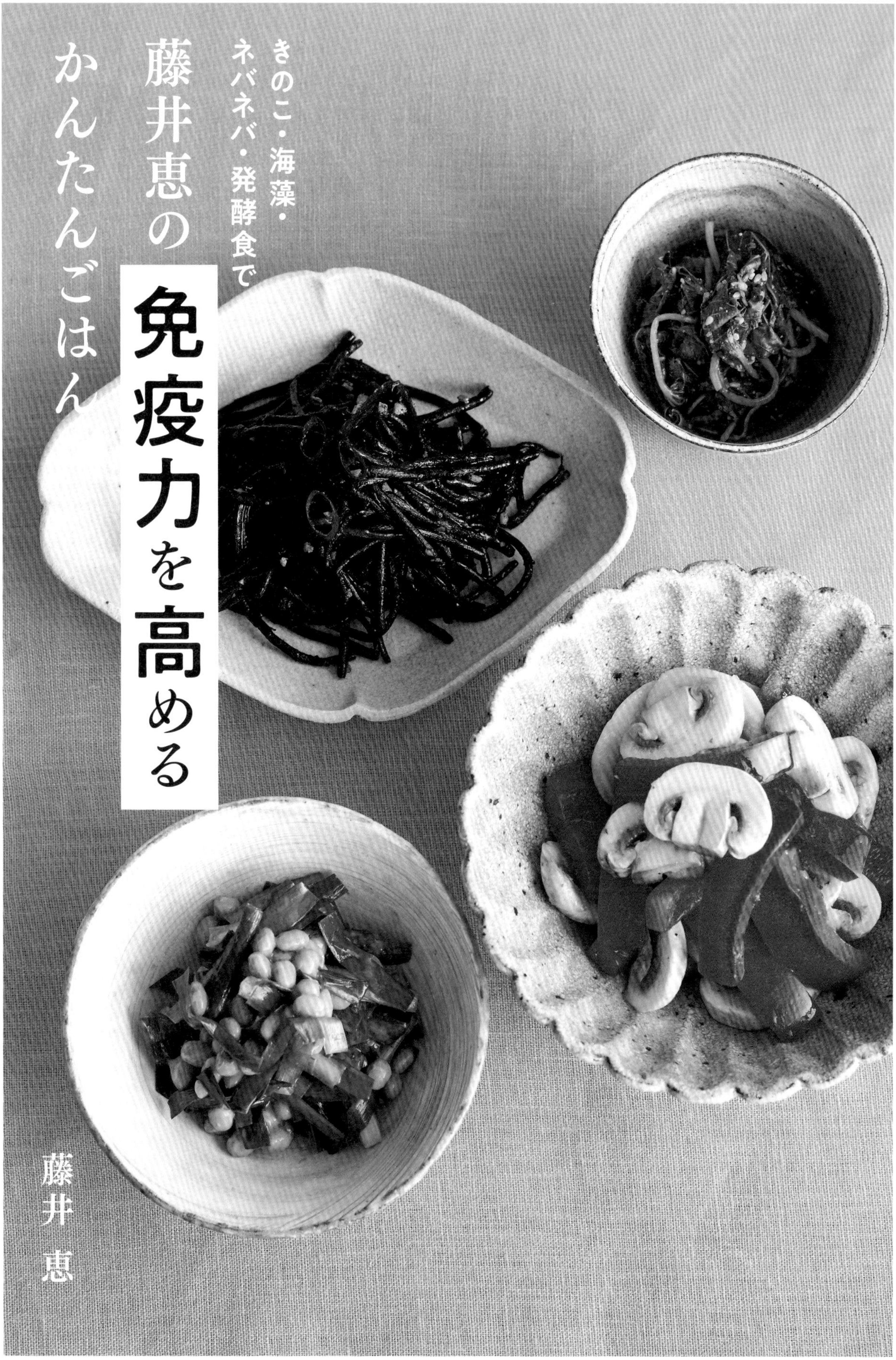

藤井 恵

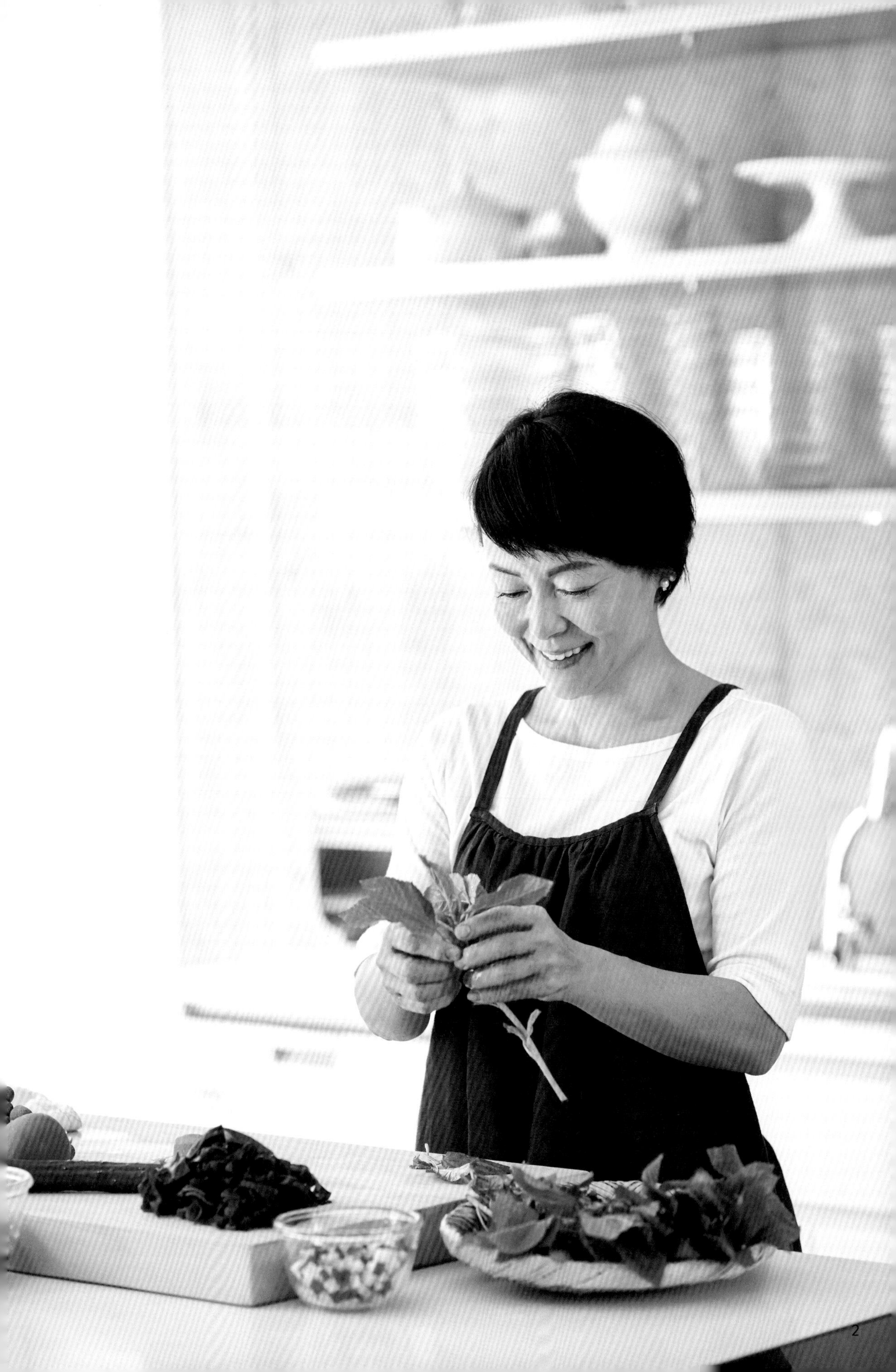

はじめに

今から10年ほど前のこと。
アレルギーに悩まされたり、
疲れが抜けにくくなりました。
野菜が大好きで食事にも気をつけているのに……
これって年齢のせい？
そんなモヤモヤを感じていたときに
腸の専門家の先生といっしょに、
腸と食事について考える仕事に出合ったのです。
そのとき、腸は免疫力を支える一番の要で
腸内細菌を活性化させることが
健康につながることを知りました。
そのために欠かせない４つの食材が
きのこ、海藻、ネバネバ、発酵食であることも。
そう、私には、足りていない食材があったんです。

それからです。わが家の食事がガラリと変わったのは。
かんたんで、かつ、飽きずに楽しめる
４つの食材を使った、たくさんのレシピが生まれました。
同時に、私の身体も変わっていったのです。
少しずつではありますが、いつの間にかアレルギーに強くなり、
風邪もひかなくなりました。
便秘に悩まされることも、だるさを感じることもありません。
食べたもので、自分の身体がすっきりと変わることを
身をもって実感したのです。

この本は、そんな私の体感が詰まった、免疫力を上げるレシピです。
４つの食材を、毎日おいしく口にできます。
いろいろな種類がとれるようになっています。
足りない栄養素も、バランス良く組み合わせています。

わが家の定番おかずが、
みなさんの家でも定番になりますように！

もくじ

免疫力は腸内環境で決まる！
腸をきれいにする「きのこ、海藻、ネバネバ、発酵食」を毎日とりましょう

腸は食べものを消化吸収し、便をつくるだけの器官ではありません。

身体の外から入ってくる異物（病原菌やウイルスだけでなく、食べものも含む）が身体に有用か害かを判断し、有用なものはとりこみ、害になるものはブロックする免疫システムも担当しているのです。腸には体内の免疫細胞の7割が存在しています。

この免疫システムの司令塔が、腸内の粘膜に棲む40兆個超もの腸内細菌。そして、この腸内細菌を活性化させて免疫力を上げるのに欠かせない食材が、**きのこ、海藻、ネバネバ、発酵食**なのです。

この4つの食材には、食物繊維または菌類、もしくは両方がたっぷり含まれています。

食物繊維は水溶性と不溶性の2種類があって、どちらも胃で消化されずに腸に届き、腸内細菌と出会います。水溶性食物繊維は腸内細菌のエサになり、不溶性食物繊維は便のかさを増やし腸を動かして、共に腸をきれいにする、免疫力強化のために欠かせない栄養素。

どちらの食物繊維が多いかは食材によって違い、また同じ仲間でもその働きは少しずつ違うので、できるだけ多種多様な食材をとって、いろいろな食物繊維を腸に届けてあげるのが一番です。

菌類でも同じことがいえます。たとえば乳酸菌は、腸に届くと腸内細菌と反応しあって免疫力が活性化します。ただし乳酸菌には数多くの種類があり、人間の腸内細菌の状態も人によってそれぞれ違うため、入ってくる菌との相性もさまざまになります。

つまり、**食物繊維も菌類も、同じ食品ばかり食べるより、多種多様な食品から毎日とったほうがより免疫パワーが鍛えられることに。**

きのこ、海藻、ネバネバ、発酵食、それぞれの特徴と種類、食べ方のコツは、各Partの頭で説明しているので、参考にしてください。

食物繊維の摂取量目安（1日あたり）

摂取目標量　男性**21**g以上　女性**18**g以上

（「日本人の食事摂取基準」2020年版・18～64歳の目標量）

平均摂取量　男性**14.7**g　女性**14.1**g

（「国民健康・栄養調査報告」平成30年）

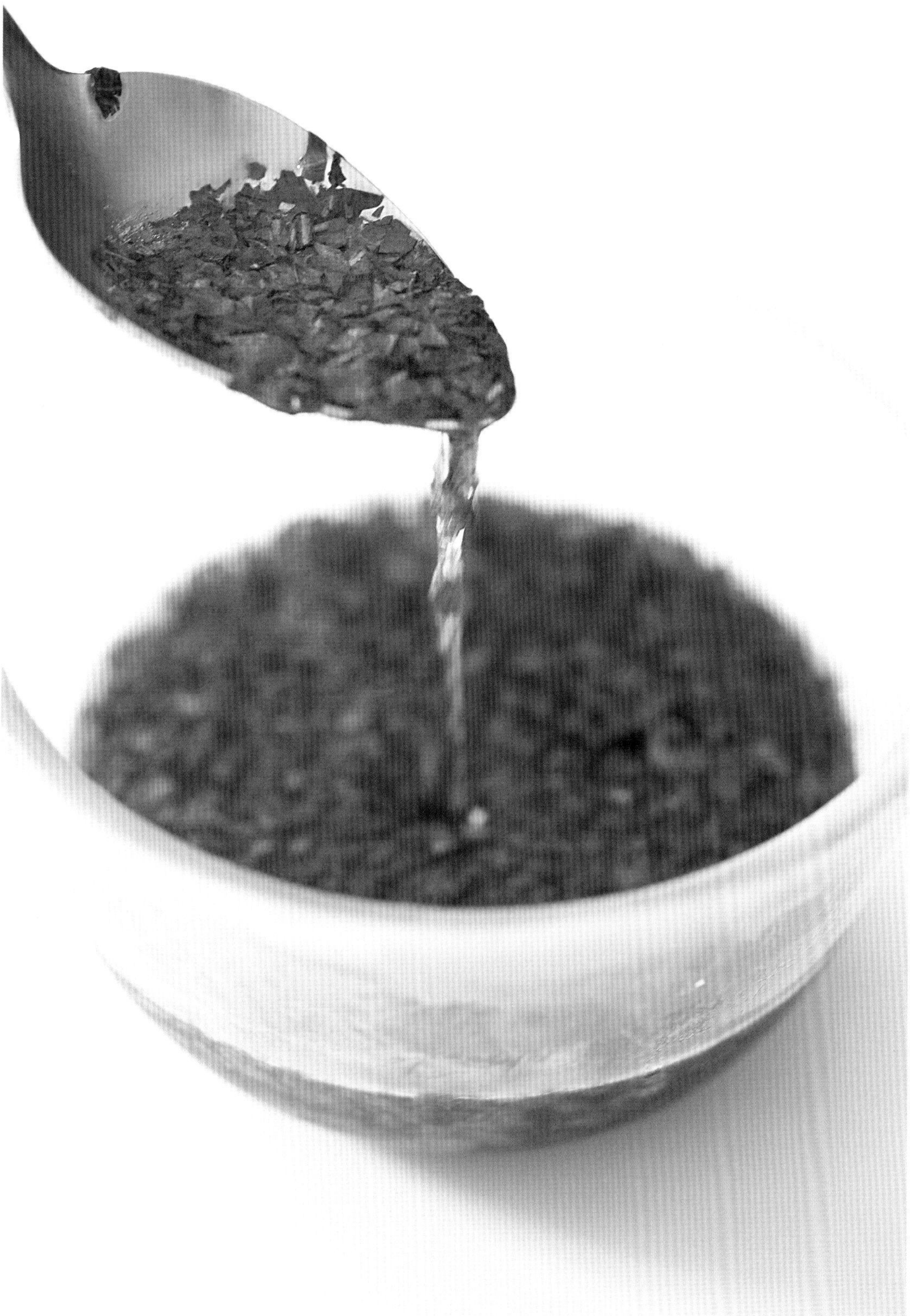

β-カロテン野菜とたんぱく質を
いっしょにとると、さらに効果的

きのこ、海藻、ネバネバ、発酵食は、それぞれが免疫力を高める要素をたくさん持っていますが、あわせてβ-カロテンとたんぱく質をとると、さらに免疫パワーが高まり、栄養バランスも整います。
また、たんぱく質は身体をつくる基本の栄養素で欠かさずとることが大切。食物繊維には、たんぱく質の吸収を高める働きもあります。

β-カロテン野菜とは？

β-カロテンは体内でビタミンAに変換されて皮膚や粘膜を保護し、変換されなかった分も抗酸化作用や免疫パワーを高めてくれる大切な栄養素です。

β-カロテン野菜は、一般的に緑黄色野菜といわれていますが、これは見た目の色が濃い野菜のことではなく、１００ｇあたりのカロテンの含有量が６００㎍（マイクログラム）以上含む野菜のこと。本書では、わかりやすく「β-カロテン」野菜と呼びます。

*たとえばトマトは５４０㎍なので厳密にいえば緑黄色野菜ではありません。ただしトマトは一度に食べる量が多く、抗酸化作用の高いリコピンが豊富なので積極的にとりたい野菜のひとつです。

本書で使っているおもなβ-カロテン野菜
（数値は１００ｇあたりの含有量）

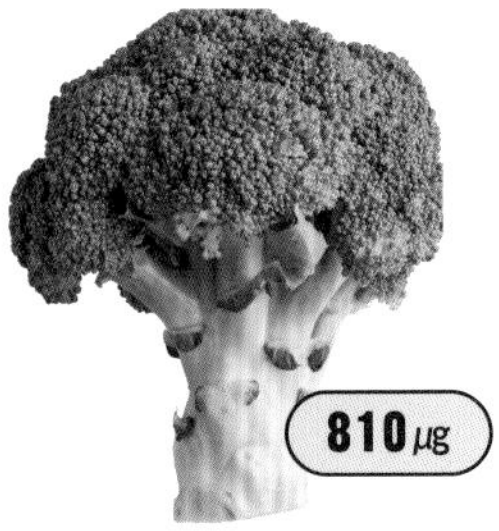

ブロッコリー

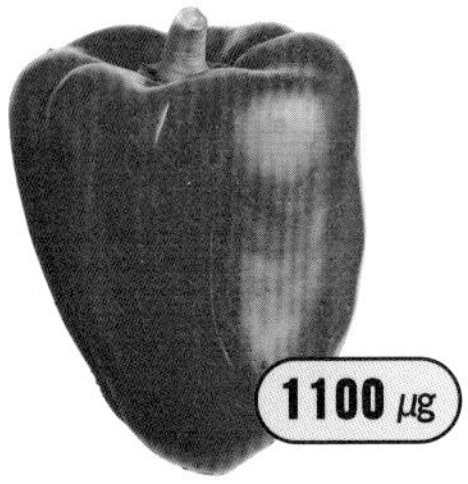

赤パプリカ

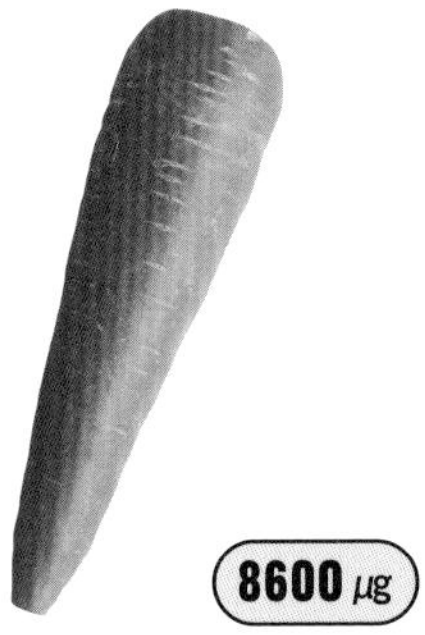

にんじん

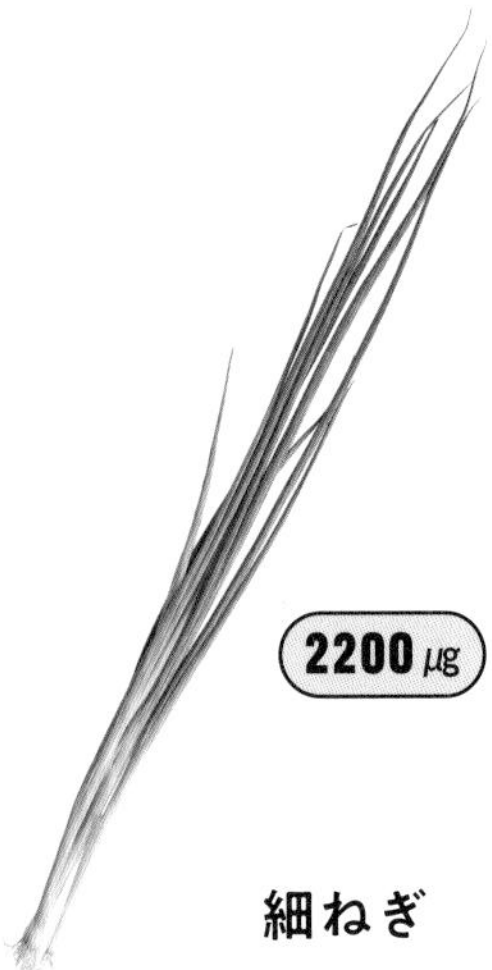

細ねぎ

おすすめの良質たんぱく質

（数値は100gあたりの含有量）

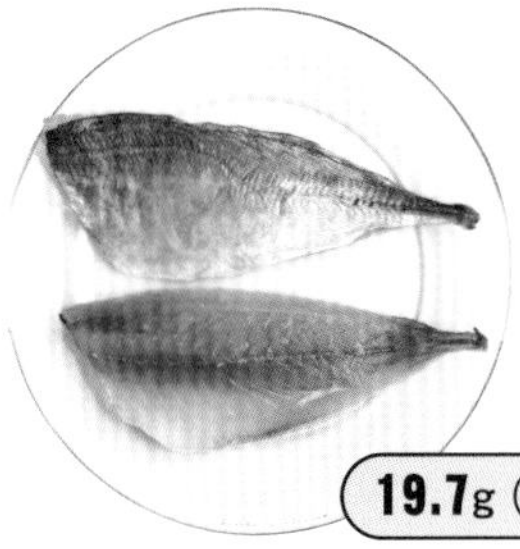

19.7g（あじ）

青魚

たんぱく質だけでなく、脳を活性化し血液をきれいにするEPA、DHAも豊富。

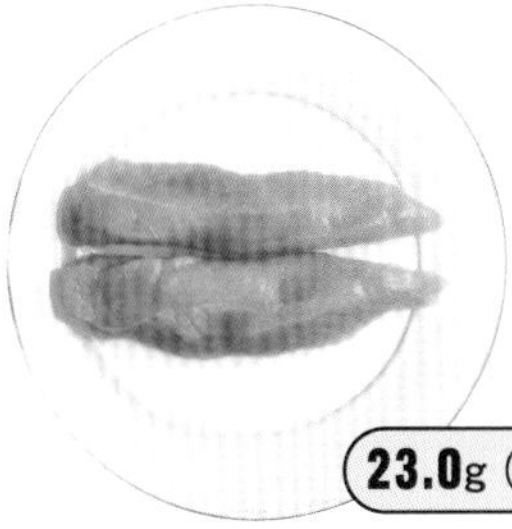

23.0g（ささみ）

鶏肉

とくにささみやむね肉は、低カロリーで疲労回復効果が高い。

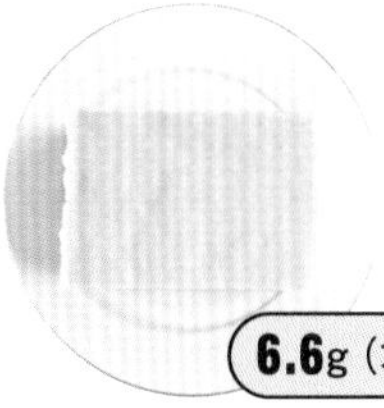

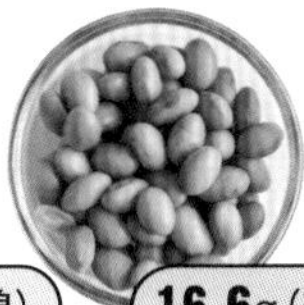

6.6g（木綿）　16.6g（蒸し大豆）

大豆製品　豆腐／大豆

植物性たんぱく質補給にぴったり。大豆製品にはイソフラボンも豊富。

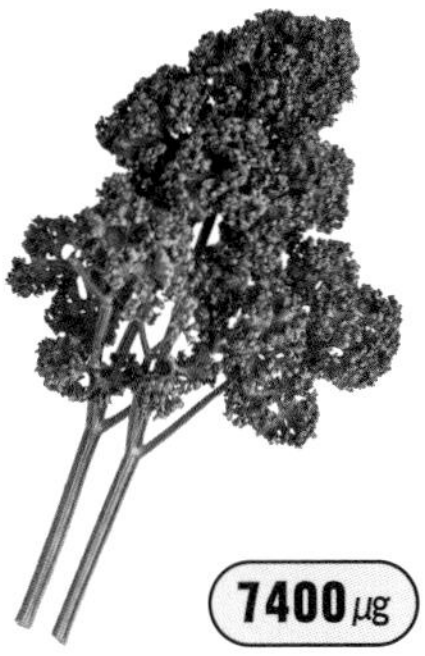

7400μg

パセリ

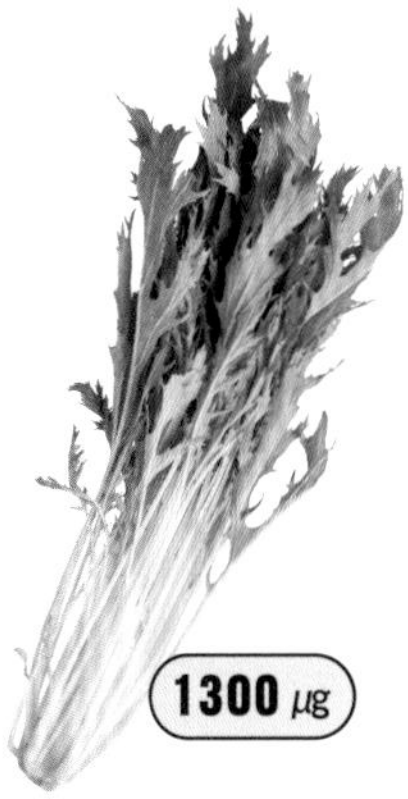

1300μg

水菜

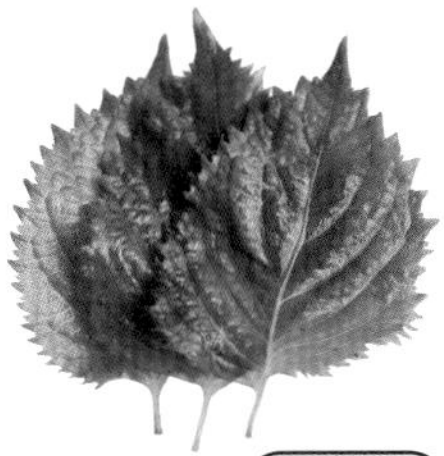

11000μg

青じそ

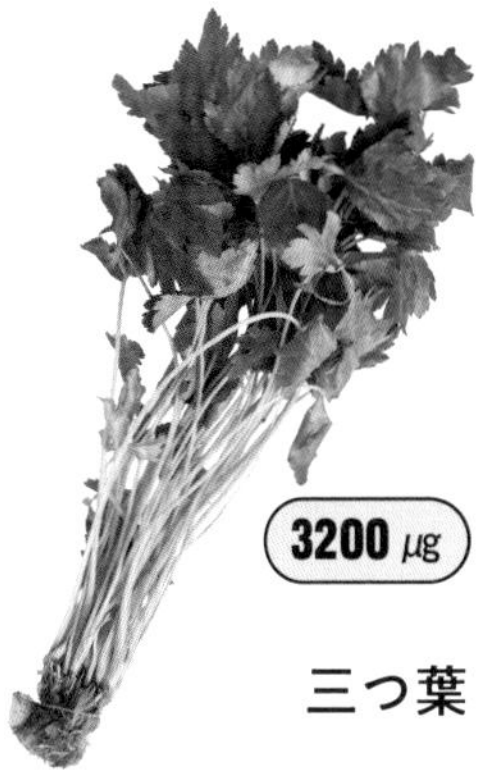

3200μg

三つ葉

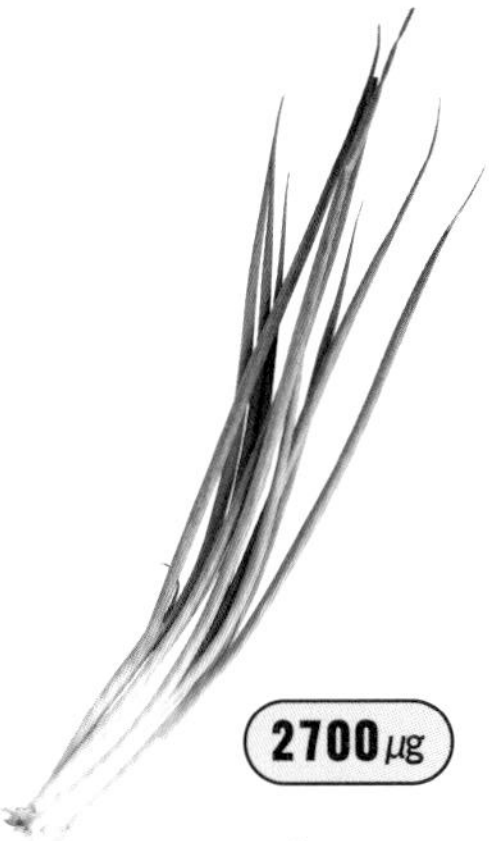

2700μg

わけぎ

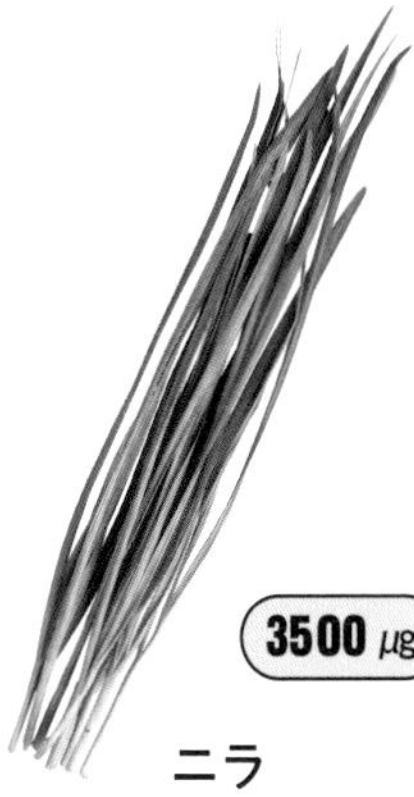

3500μg

ニラ

たんぱく質の摂取量目安

（1日あたり）

摂取目標量　男性**65**g　女性**50**g

（「日本人の食事摂取基準」2020年版）

平均摂取量　男性**75.9**g　女性**63.6**g

（同右報告平成30年・共に40～49歳）

β-カロテン（ビタミンA）の摂取量目安

（1日あたり）

摂取目標量　男性**900**μgRAE　女性**700**μgRAE

（「日本人の食事摂取基準」2020年版）

平均摂取量　男性**439**μgRAE　女性**408**μgRAE

（「国民健康・栄養調査報告」平成30年・共に40～49歳）

＊本書ではβ-カロテンはビタミンAで換算しています。また各レシピのβ-カロテンは、食品成分表のβ-カロテン当量で計算しています。

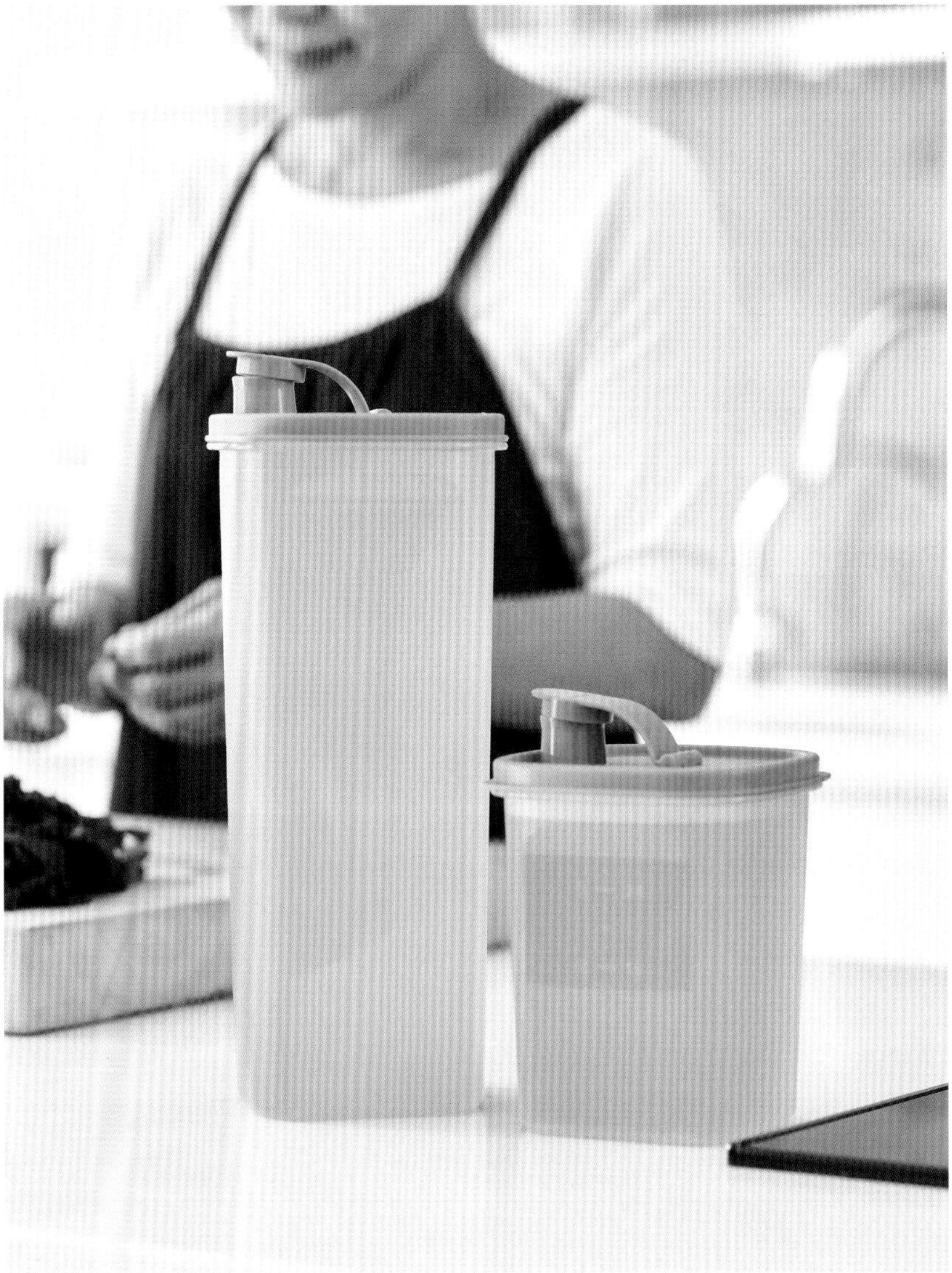

本書の使い方

● 野菜を洗う、皮をむく、へたや種をとる、いしづきをとる、根元を切るなどは原則として省略しています。皮つきのまま使う場合は明記してあります。

● 小さじ1は5㎖、大さじ1は15㎖、1カップは２００㎖です。塩、こしょうの少々は、小さじ⅛程度、あずき1粒くらいです。

● 電子レンジの加熱時間は６００Ｗを基準にしています。５００Ｗなら１・２倍、７００Ｗなら０・８倍を目安に加減してください。

● 火加減は中火が基本です。フライパンはフッ素樹脂加工のものを使用しています。鉄製のフライパンの場合は、油の量が増えることがあります。

● 塩は未精製のもの、酒は清酒を使っています。砂糖のかわりに、腸内細菌のエサになるオリゴ糖やはちみつを使っているレシピもあります。ほかにも調味料に発酵食であるみそや塩麹を活用しています。

● だしは、削り節と昆布の合わせだしを使っています。

Part 1
きのこ類

日本には可食用きのこが数百種類もあるそうです
本書に登場するきのこは、6種類
手に入りやすく、効能が高いもの
そして何よりおいしいものを厳選しました
私はいつも数種類のきのこを常備して
小鉢や汁物に入れたり
メインおかずのボリュームアップに活用しています

きのこの特長と扱い方のコツ

きのこには不溶性食物繊維がたっぷり含まれているほか、水溶性食物繊維も含まれています。

不溶性食物繊維は、胃や小腸で分解されることなく大腸に届き、腸内で水分を吸収して便のかさを増やします。腸壁を刺激して腸のぜん動運動を促してもくれます。

きのこの優れているところは、食物繊維だけでなく、免疫力をあげる数々の希少成分が含まれているところ。きのこによってそれぞれ違うパワーを持っているので、いろいろな種類を食べるのがおすすめです。カロリーはどれも100gあたり20㎉前後と低くなっています。1日あたり50～100gを目安にとりましょう。

天日に干すと栄養価アップ

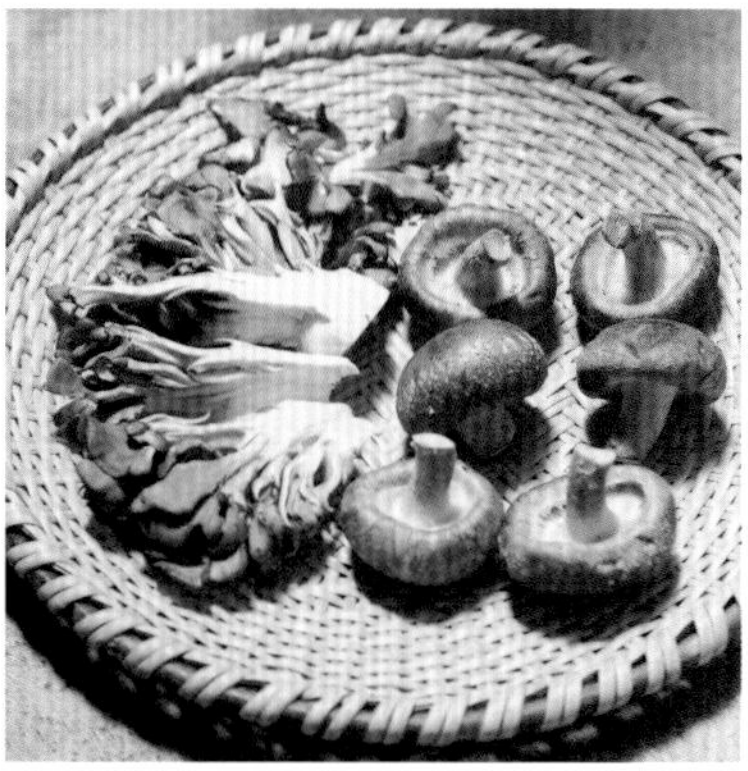

調理前に天日に干すと本来の栄養価がアップ。30分ほど紫外線に当てると、エルゴステロールという成分が免疫力を高めるビタミンDに変わる。

乾物は水でしっかり戻して

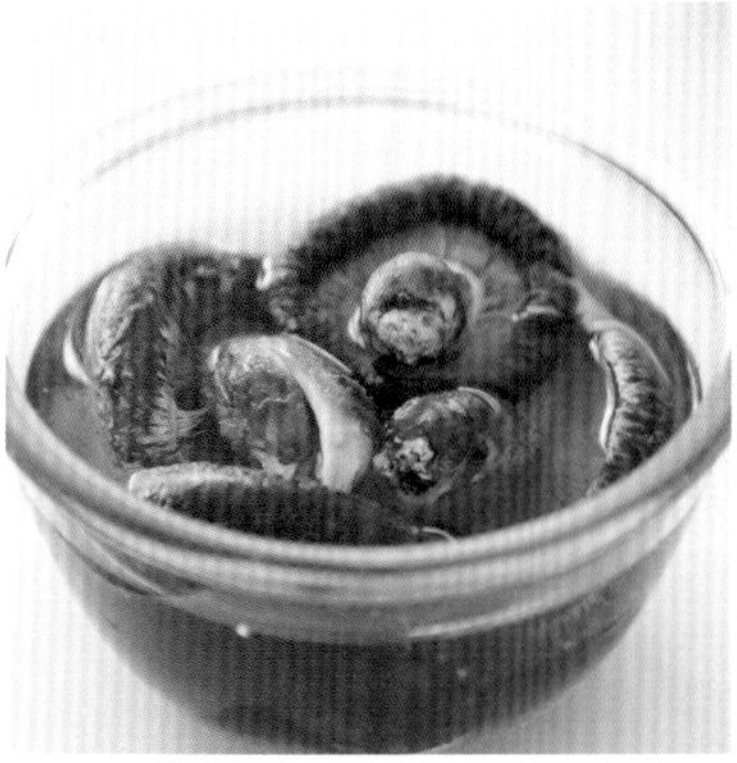

干ししいたけはひたひたの水につけ、落としラップをする。半日ほどかけてゆっくり戻すと仕上がりもやわらか。数日なら冷蔵庫で保存できる。乾燥きくらげはたっぷりの水につけて戻す。

◎しいたけ
◎干ししいたけ

コレステロール値を下げるエリタデニンや免疫細胞を活性化させるβ-グルカン、骨粗しょう症予防にもなるエルゴステロールなどの含有量も、きのこの中でトップクラスです。

◎生きくらげ
◎乾燥きくらげ

食物繊維量はきのこの中で一番多く、コリコリとした食感はゼラチン質によるもので粘膜を強くします。カルシウムも豊富なほか、薬膳では血を養う食材として重宝されています。

◎まいたけ

体内酵素を活性化させるビタミンB群のほか、β-グルカンやエルゴステロールも豊富。とくにまいたけのβ-グルカンは熱に強いとされています。ビタミンB_2やナイアシンも含有。

◎しめじ

アミノ酸が豊富なほか、肝機能の代謝を促すオルニチンの含有量が多いのも特長。しじみの数倍も含まれています。

◎えのきたけ

えのきたけの食物繊維は腸内細菌を増やしたり有害物質を吸着する力がより強いといわれています。ストレスを緩和するGABA《ギャバ》も豊富。

◎エリンギ

アレルギーの予防や改善に効果があるほか、カリウムも豊富なのでむくみを予防し、ダイエット効果も高いといわれています。

◎マッシュルーム

グルタミン酸が多く、ビタミンB群も豊富なので、糖質や脂質の代謝を促します。

この本で使っている**きのこ類**

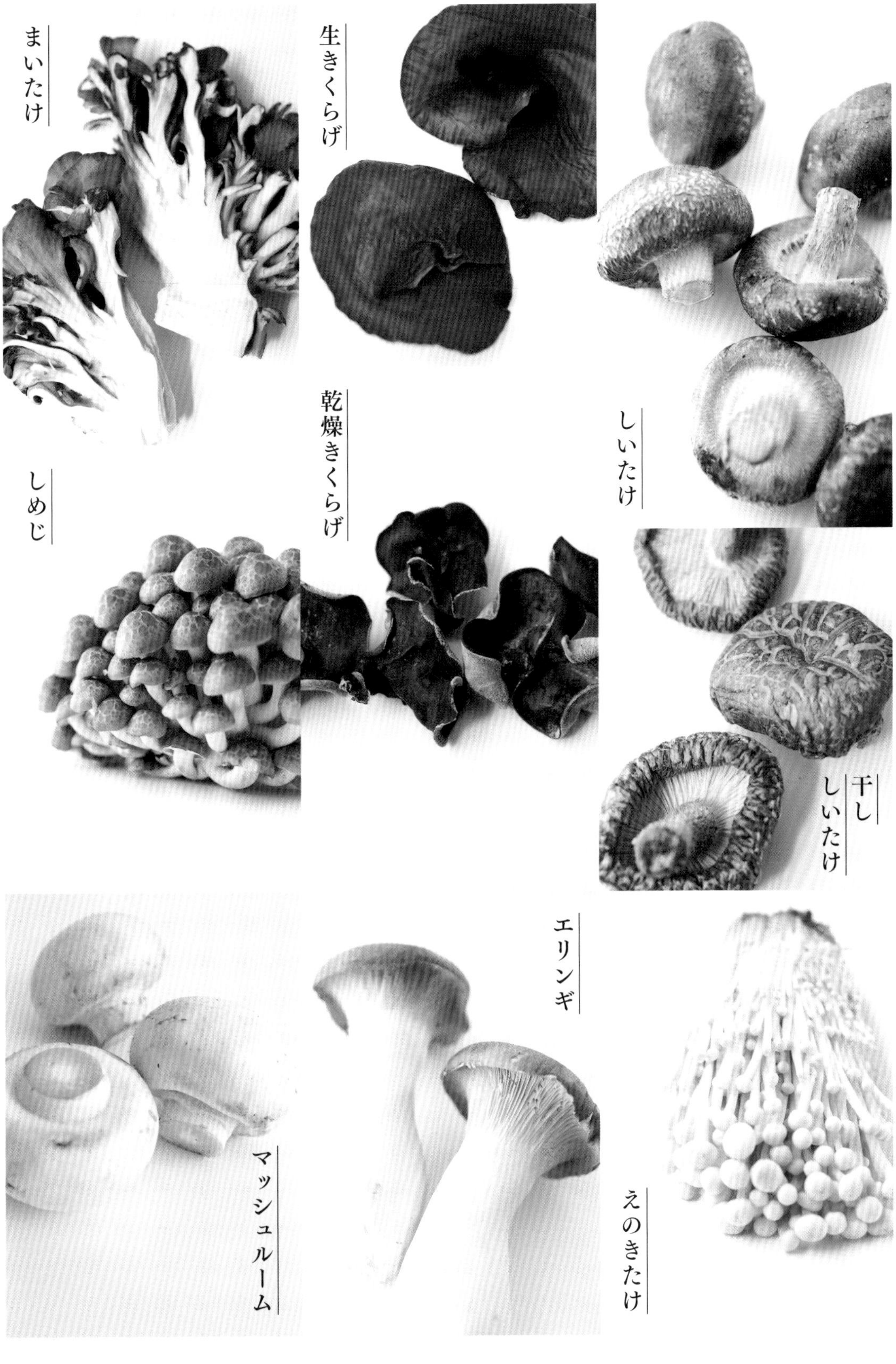

きのこは見た目もかわいく、調理法や味付けも自由自在
1品だけで、バラエティー豊かな小鉢の完成です

えのきの梅あえ

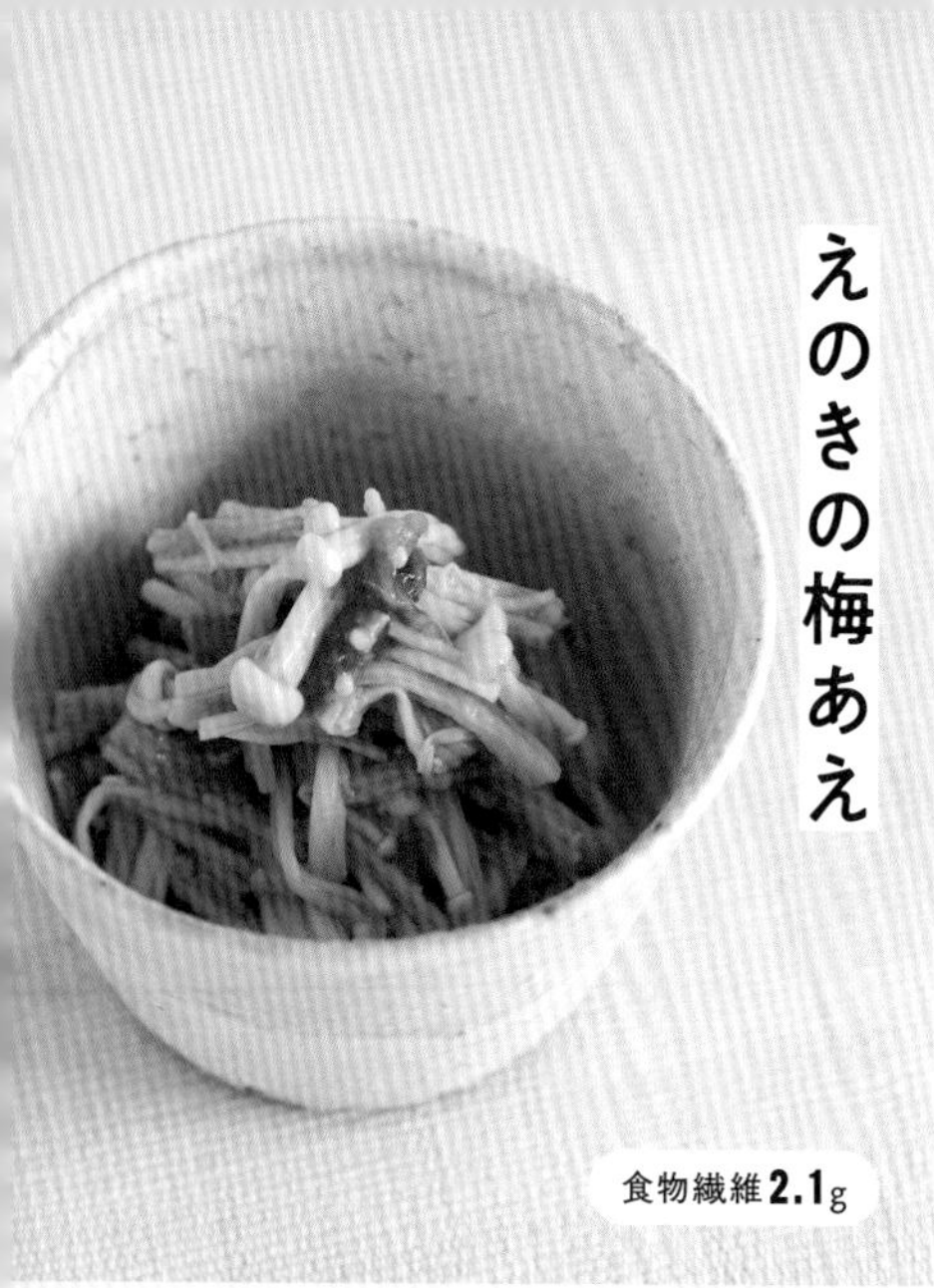

食物繊維**2.1**g

［材料］ 2人分

えのきたけ … 1パック(100g)
酒 … 小さじ1
A(梅肉小さじ1、しょうゆ小さじ1/3)

［作り方］

1 えのきは長さを2〜3等分にして、食べやすくほぐす。

2 耐熱ボウルにえのきを入れて、酒をふる。ラップをかけて電子レンジで2分加熱し、そのまま1分蒸らす。

3 **A**を加えて、よくあえる。

しめじのナムル

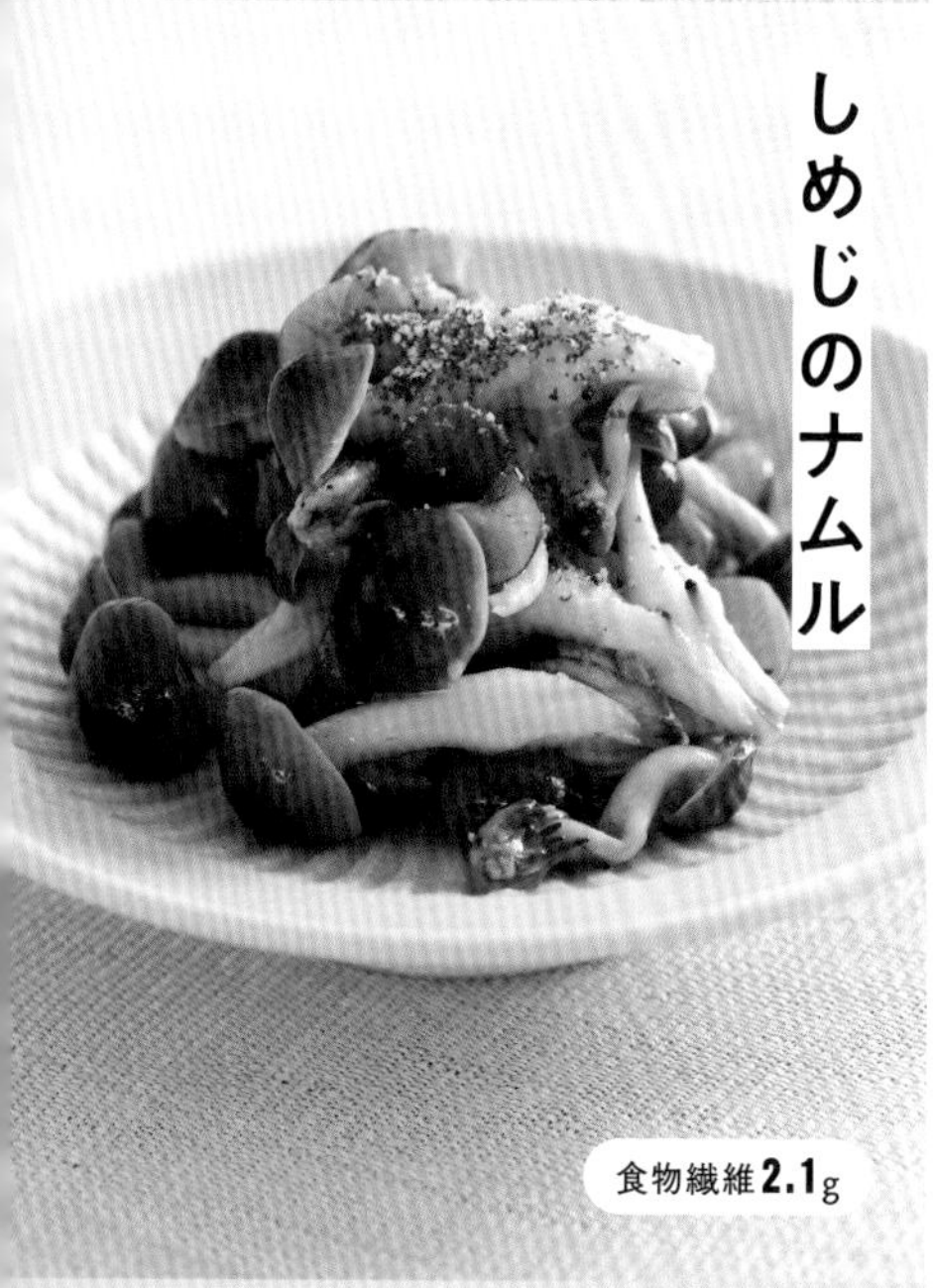

食物繊維**2.1**g

［材料］ 2人分

しめじ … 1パック(100g)
A(水1/2カップ、塩小さじ1/2)
B(おろしにんにく少々、えごま油または ごま油小さじ1)
えごまの粉または白すりごま … 少々

［作り方］

1 しめじは食べやすくほぐす。

2 小鍋に**A**を煮立て、しめじを加えてフタをし、2〜3分蒸しゆでにする。ザルにあげて、水けをしっかりときる。

3 ボウルに**B**を入れてよく混ぜ、**2**のしめじを加えてよく混ぜる。器に盛り、えごまの粉をふる。

焼きまいたけのおひたし

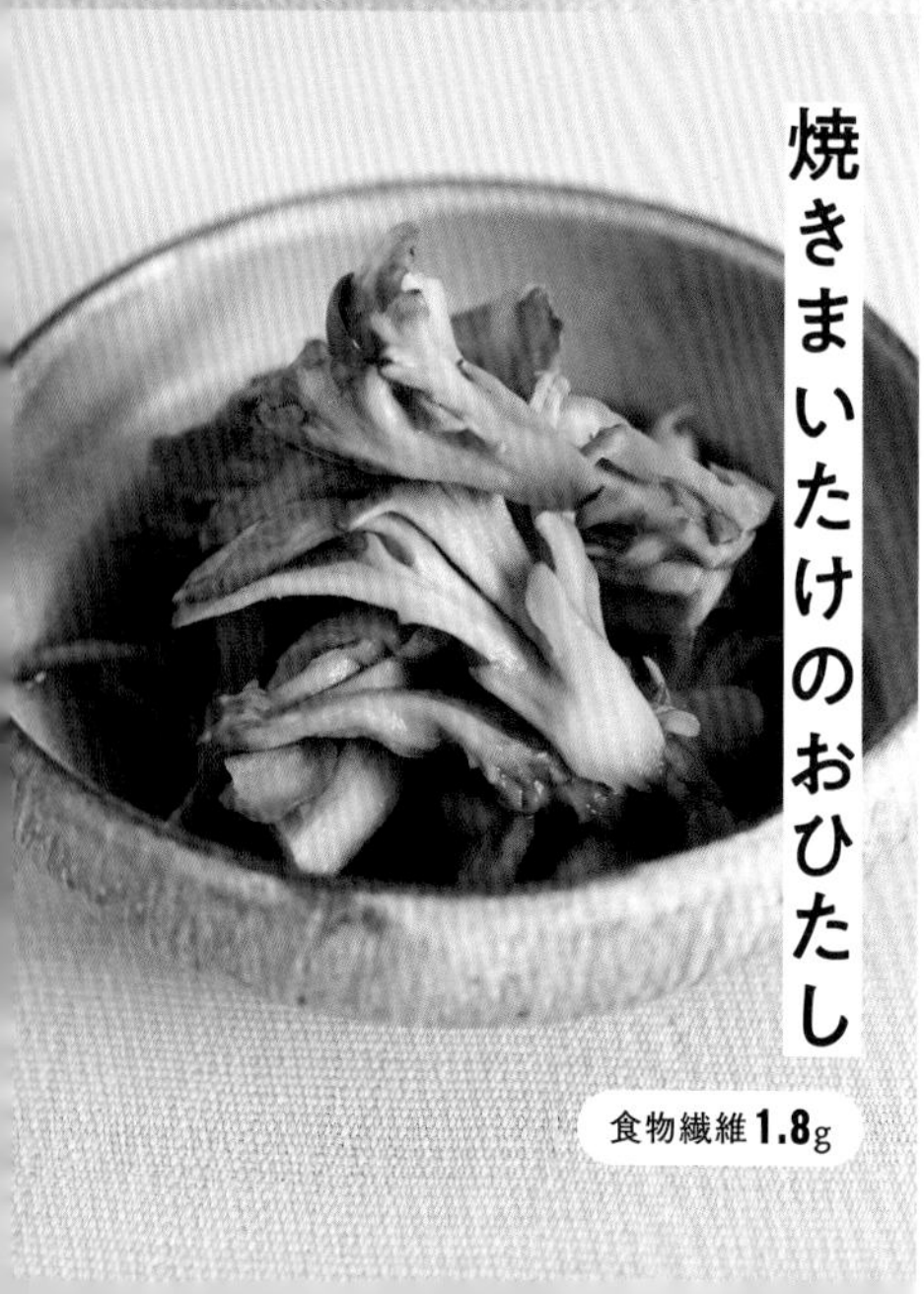

食物繊維**1.8**g

［材料］ 2人分

まいたけ … 1パック(100g)
酒 … 小さじ1
A(だし汁1/2カップ、塩小さじ1/5、しょうゆ小さじ1/2)

［作り方］

1 まいたけは小房に分ける。

2 フライパンを熱し、まいたけを入れて酒をふり入れ、強めの中火で香りを出すように焼きつける。

3 **A**を加えてひと煮立ちさせたら火を止めて、冷まして味をなじませる。

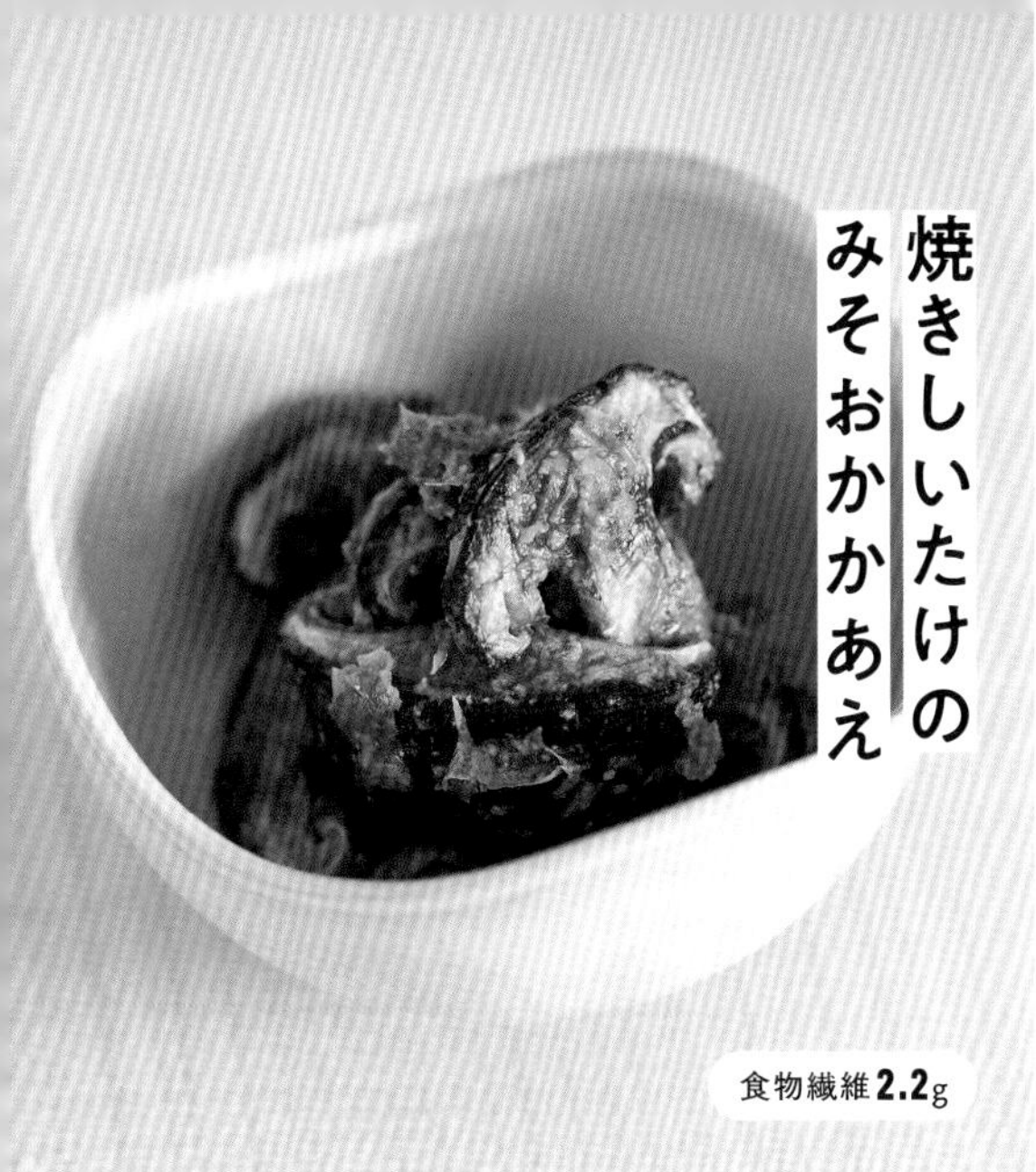

焼きしいたけのみそおかかあえ

食物繊維2.2g

［材料］ 2人分

しいたけ(生)… 6枚
酒 … 小さじ1
A(みそ小さじ2、削り節小1パック、水大さじ1)

［作り方］

1 しいたけは縦半分にさく。
2 フライパンを熱し、しいたけを入れて酒をふり入れ、強めの中火で香りを出すように焼きつけ、火を止める。
3 ボウルにAを入れてよく混ぜ､2のしいたけを加えてあえる。

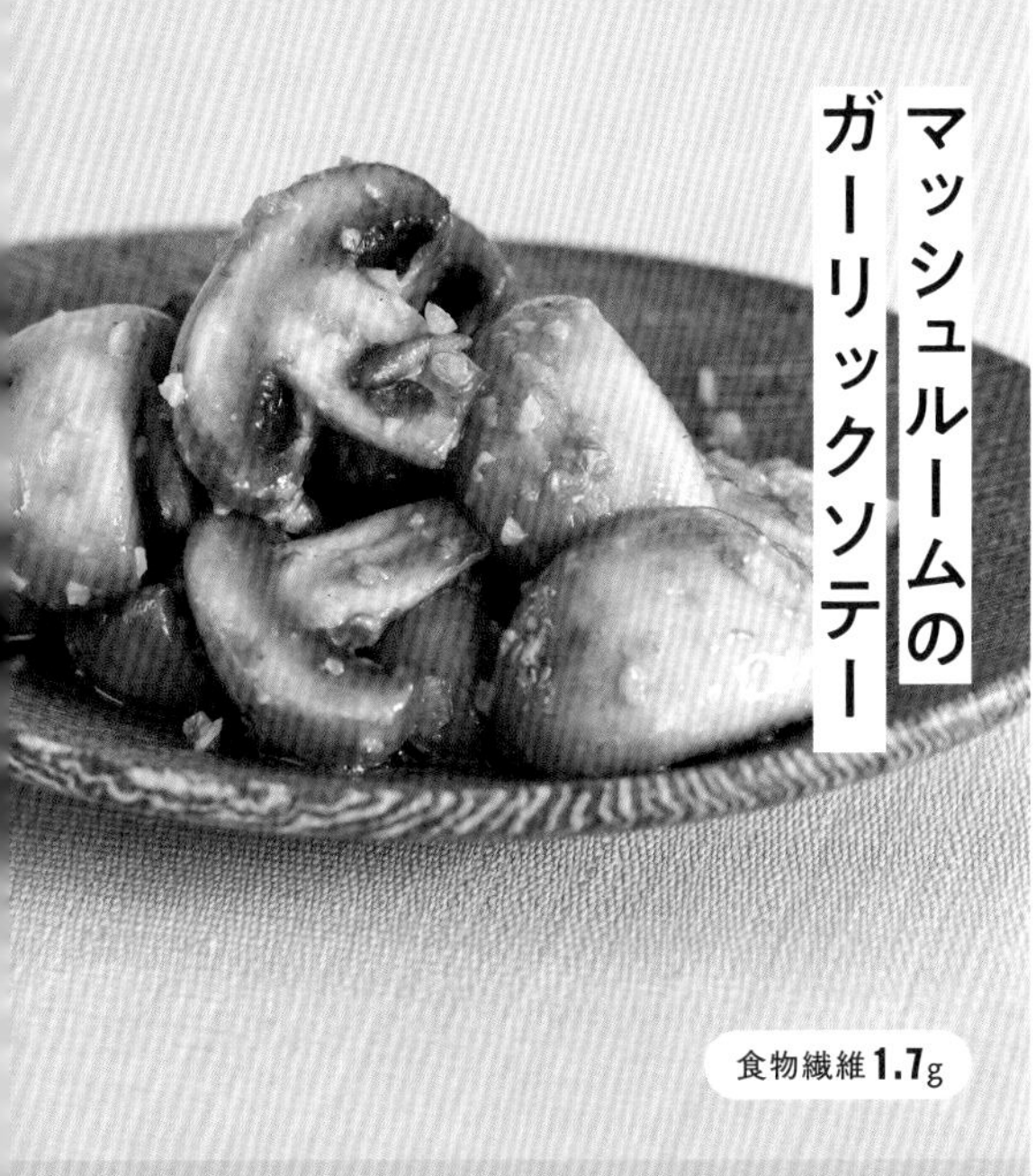

マッシュルームのガーリックソテー

食物繊維1.7g

［材料］ 2人分

マッシュルーム … 1パック(150g)
にんにくのみじん切り … 1かけ分
A(塩小さじ1/4、こしょう少々)
オリーブ油 … 小さじ2

［作り方］

1 マッシュルームは縦半分に切る。
2 フライパンにオリーブ油とにんにくを入れて弱火にかける。にんにくの香りが立ってきたら、マッシュルームを加える。火を強め、少し色づくまで炒める。
3 Aを加えて全体に炒め合わせ、火を止める。

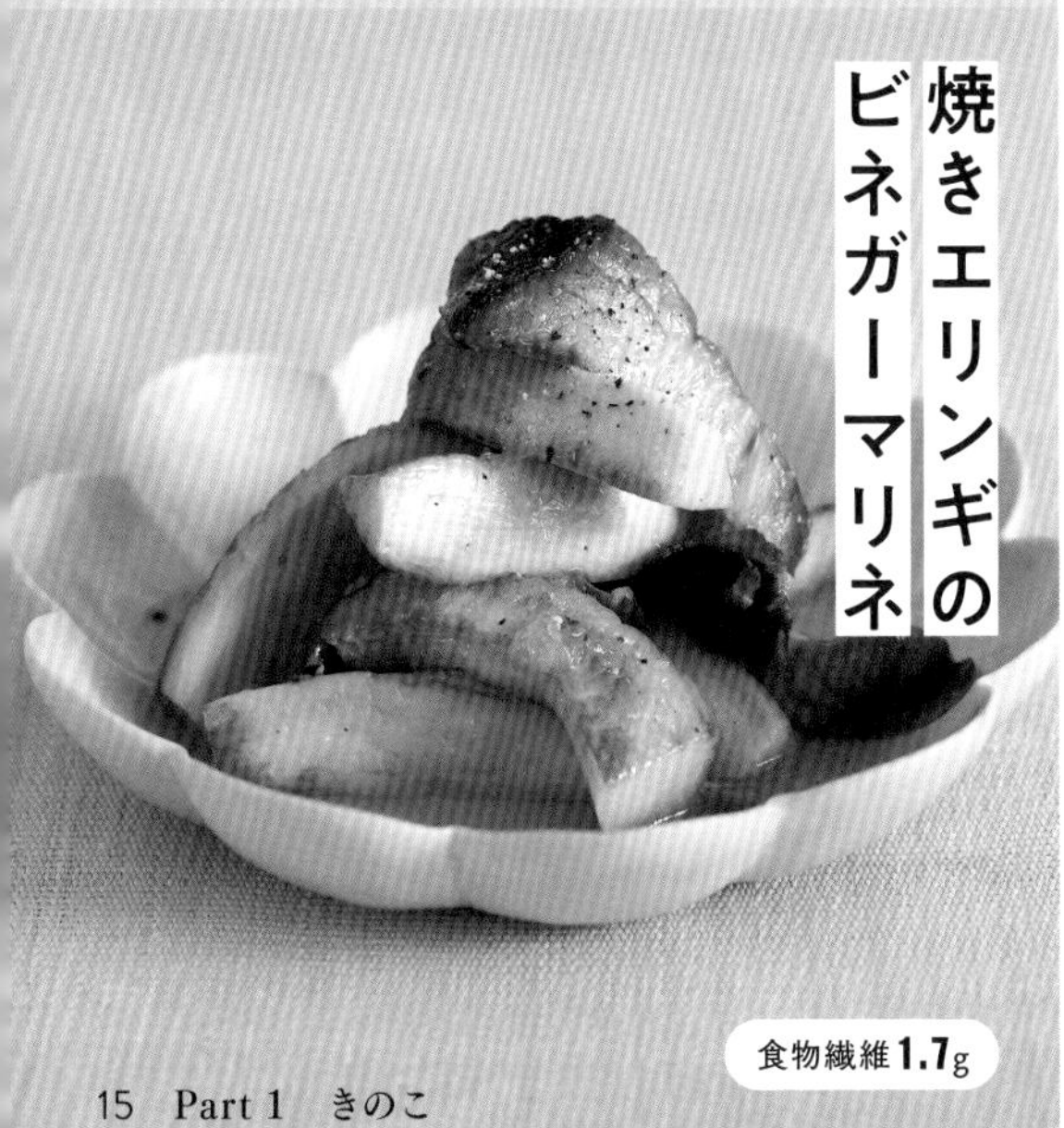

焼きエリンギのビネガーマリネ

食物繊維1.7g

［材料］ 2人分

エリンギ … 1パック(100g)
A(酢･水各大さじ1、はちみつ小さじ2、おろし玉ねぎ小さじ1、塩小さじ1/4、こしょう少々)
オリーブ油 … 大さじ1

［作り方］

1 エリンギは縦に4～6つ割りにし、2～3等分の長さに切る。ボウルにAを入れてよく混ぜておく。
2 フライパンにオリーブ油を熱し、エリンギを入れて薄く色づくまで焼く。
3 エリンギが熱いうちに､1のボウルに入れてマリネする。

β-カロテン野菜といっしょに

免疫パワー満載のきのこに足りないのが、β-カロテン
きのこと組み合わせると、見た目も華やかな野菜おかずになります

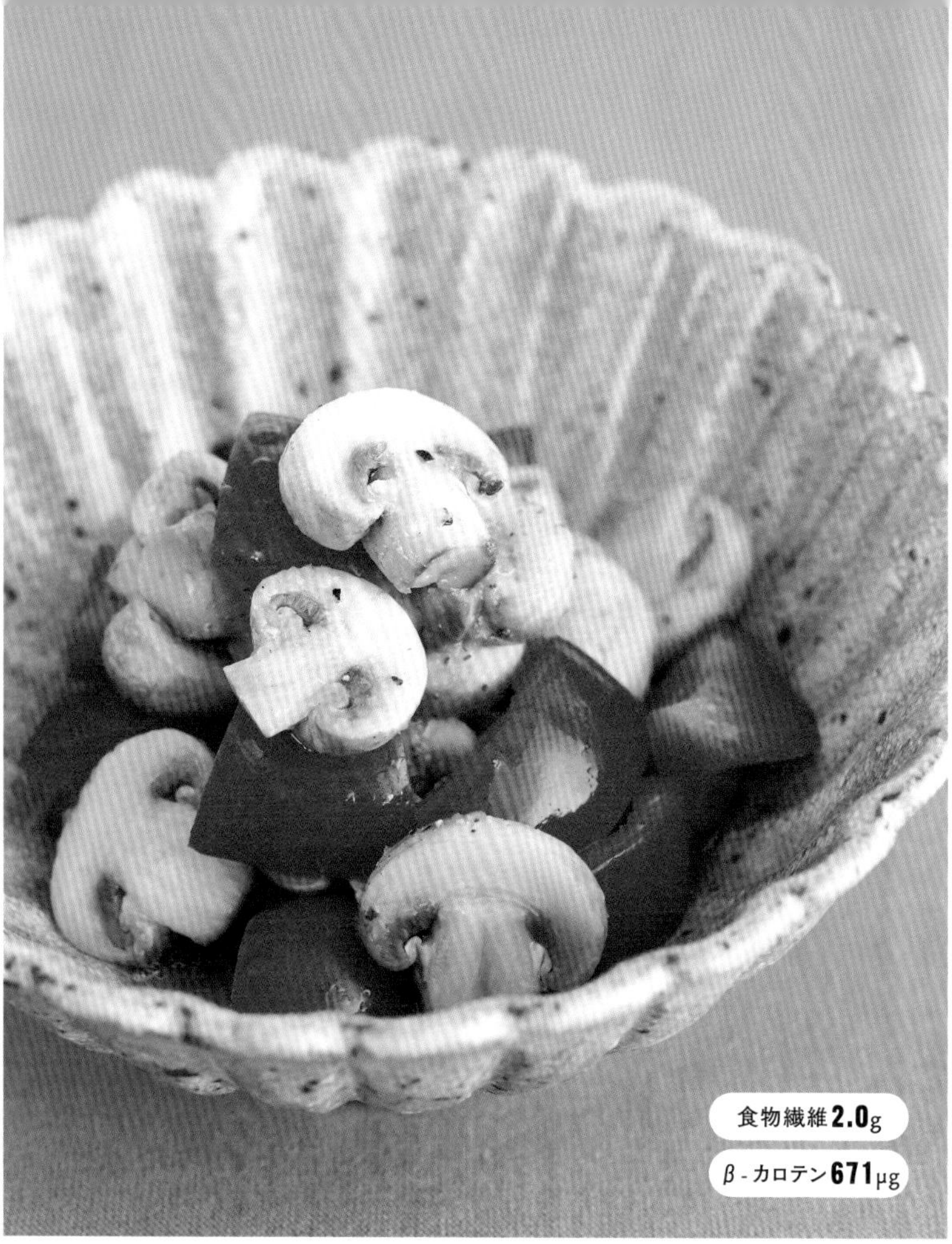

はじけるジューシーさを楽しんで

マッシュルームとパプリカのサラダ

［材料］ 2人分

マッシュルーム…1パック(100g)
赤パプリカ…1個
A(水大さじ1、塩少々)
B(酢大さじ1、おろし玉ねぎ小さじ1、塩小さじ1/4、こしょう少々、オリーブ油大さじ1)

［作り方］

1 マッシュルームは縦3～4等分に切る。パプリカは縦4等分にしたあと、1cm幅に切る。

2 フライパンにマッシュルームと**A**を入れて、フタをして火にかける。煮立ったら水分がなくなるまで炒りつける。

3 ボウルに**B**を入れてよく混ぜ、マッシュルームとパプリカを加えてさっくりと混ぜる。

これでワンランクアップ！

きのこにある菌類特有のちょっとした雑味を消してくれるのが塩水蒸し。水に塩を少々加えてくつくつ蒸すと、雑味が抜けてきのこのおいしさが、グッとクリアに引き立ちます。

細かくつぶしたパン粉でカリッ！

まいたけとブロッコリーのフライ

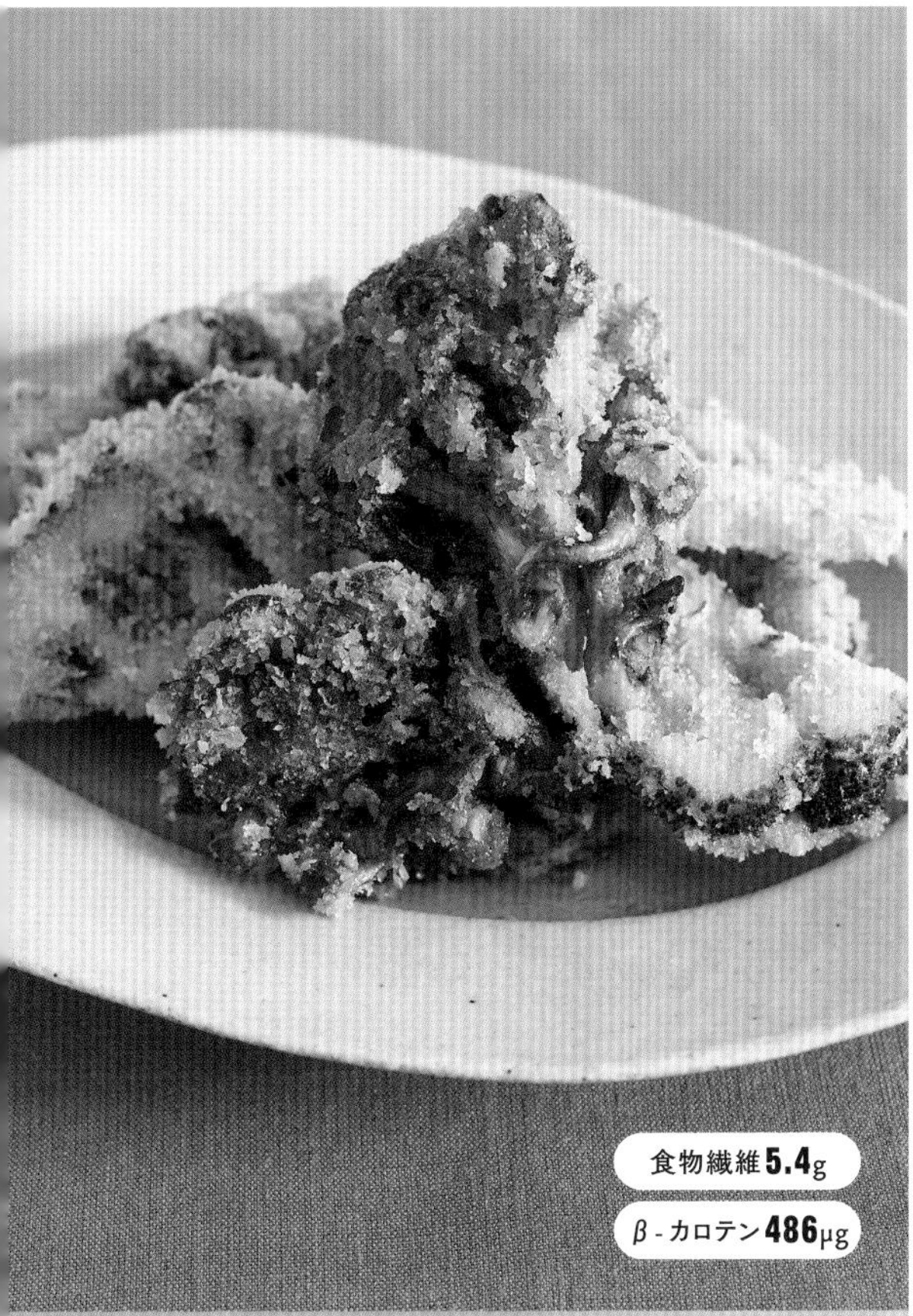

［材料］ 2人分

まいたけ … 1パック(100g)
ブロッコリー … 1/2個
A(小麦粉・水各大さじ5、塩少々)
ドライパン粉 … 1/2カップ
揚げ油 … 適量

［ 作り方 ］

1 まいたけは4等分にする。ブロッコリーは1.5cm厚さに切り分ける。パン粉はポリ袋に入れて、めん棒などでできるだけ細かくつぶす。

2 バットなどにAを入れて混ぜ、まいたけとブロッコリーをからませ、1のパン粉をまぶす。

3 揚げ油をフライパンの深さ1cm分入れて200℃に熱し、2のまいたけとブロッコリーをカリッと揚げる。

青菜のアクがとれ、色も味も鮮やかに

エリンギとほうれんそうの蒸し炒め

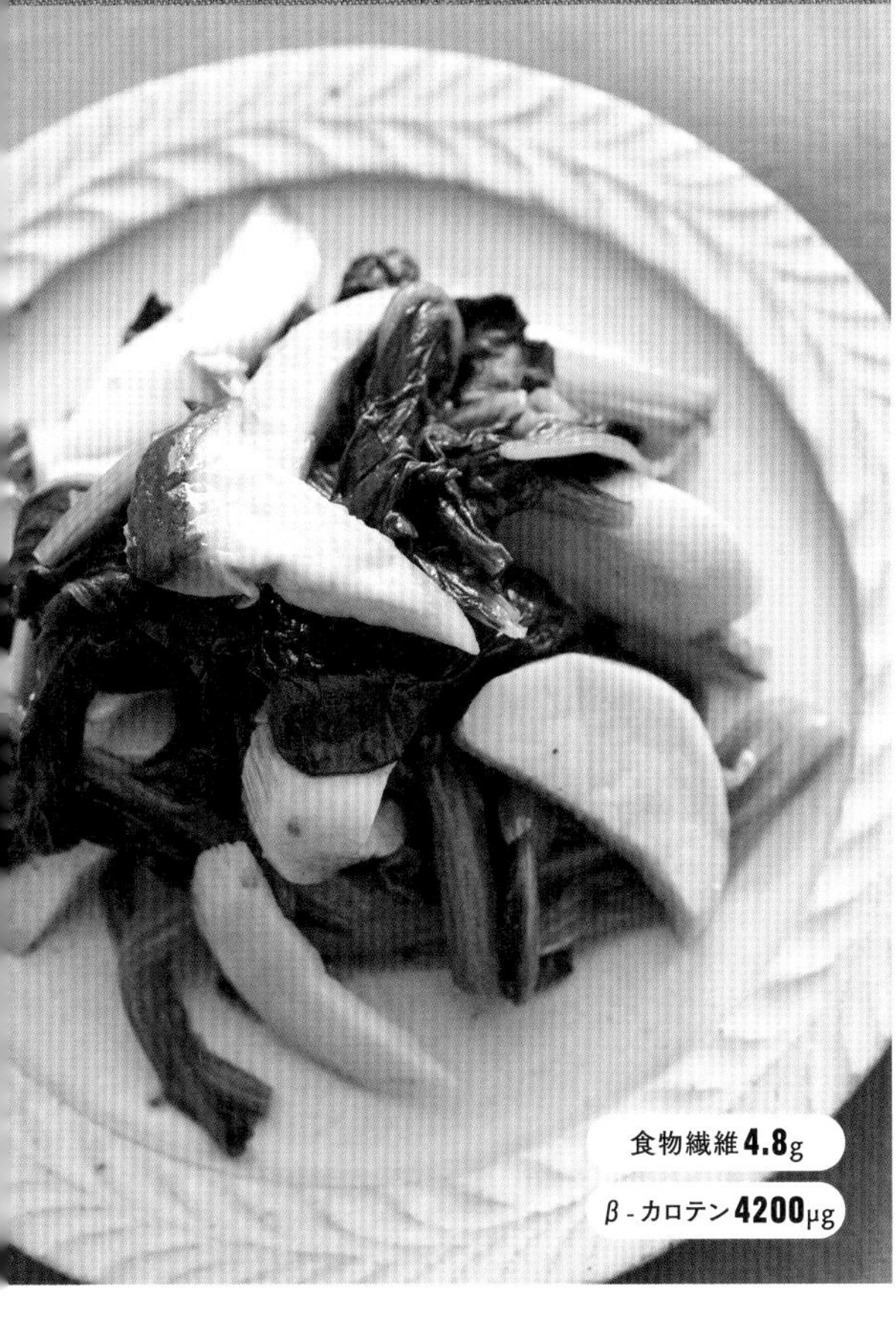

［材料］ 2人分

エリンギ … 1パック(100g)
ほうれんそう … 1束(200g)
A(水1カップ、塩小さじ1、
植物油大さじ1/2)
こしょう … 少々

［ 作り方 ］

1 エリンギは縦半分にし、斜め5mm幅に切る。ほうれんそうは、4〜5cm長さに切る。

2 フライパンにAを入れて煮立て、エリンギとほうれんそうを加える。フタをして、1分半、時々混ぜながら蒸しゆでにする。火を止め、ザルにあげて水けをしっかりときる。

3 同じフライパンを再び火にかけ、2を戻しこしょうをふり、炒りつける。

生きくらげの、フレッシュな歯ごたえ

きくらげとチンゲン菜の中華あえ

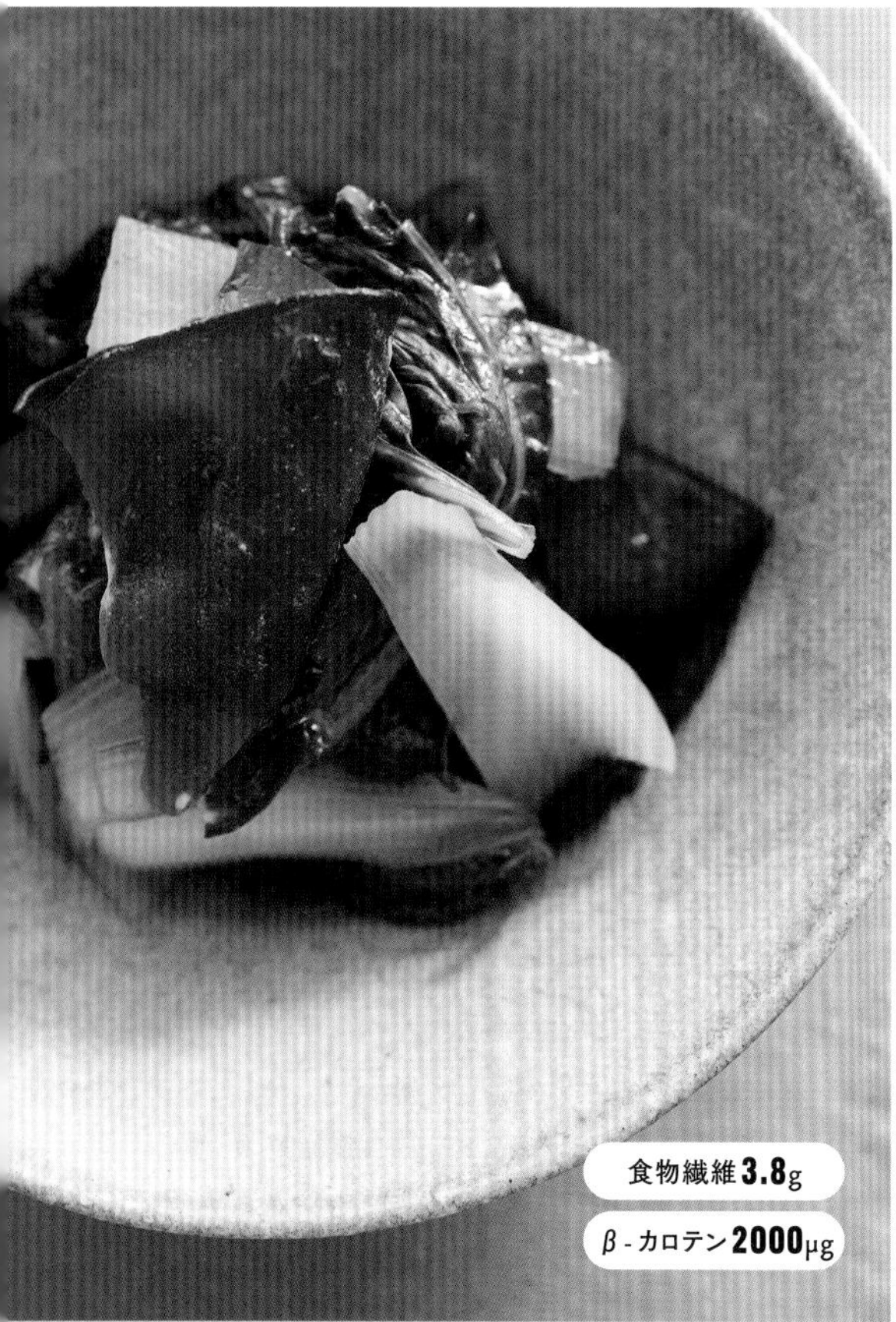

食物繊維3.8g
β-カロテン2000μg

［材料］ 2人分

きくらげ(生)… 100g
チンゲン菜 … 200g
A(水1カップ、塩少々)
B(しょうゆ小さじ2、酢・ごま油各小さじ1、砂糖・練りからし各小さじ1/2、塩少々)

［作り方］

1 きくらげはひと口大に切る。チンゲン菜は5cm長さ、1～2cm幅に切り分ける。

2 フライパンでAを煮立て、きくらげとチンゲン菜を入れて1～2分ゆでる。火を止め、ザルにあげて水けをしっかりときる。

3 ボウルにBを入れてよく混ぜ、きくらげとチンゲン菜を加えて全体にあえる。

レンチンマジックで、こっくり濃厚

しいたけとかぼちゃのみそあえ

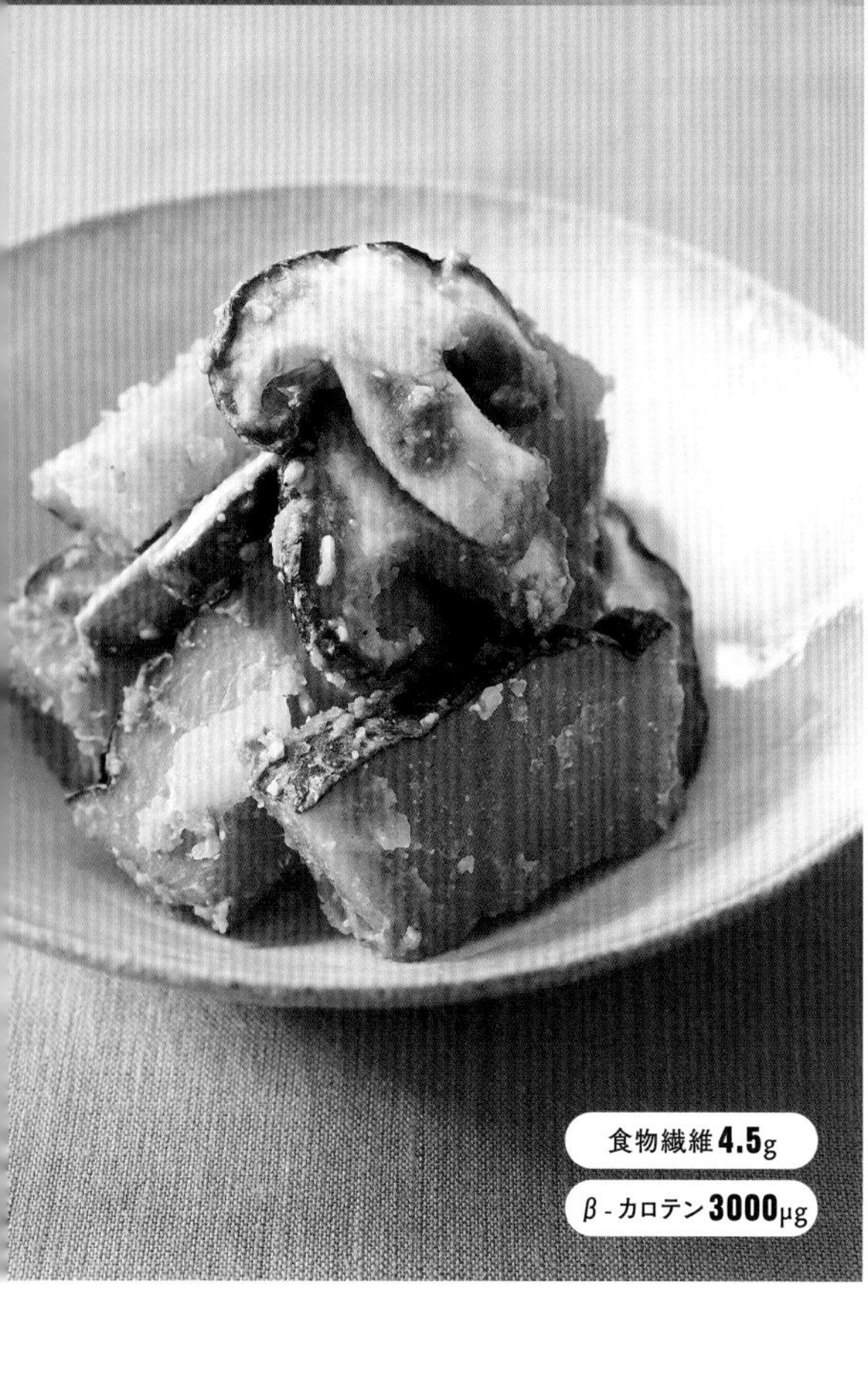

食物繊維4.5g
β-カロテン3000μg

［材料］ 2人分

しいたけ(生)… 4枚
かぼちゃ … 150g(正味)
A(みそ大さじ1、水・白すりごま各大さじ1/2)

［作り方］

1 しいたけは薄切りに、かぼちゃは3cm長さ、1.5cm幅に切り分ける。Aはよく混ぜておく。

2 耐熱ボウルにしいたけとかぼちゃを入れ、ラップをかけて電子レンジで4分加熱、そのまま2分蒸らす。

3 Aを加えて、全体をあえる。

しゃくしゃくとした口あたりが楽しい

えのきとにんじんの白あえ

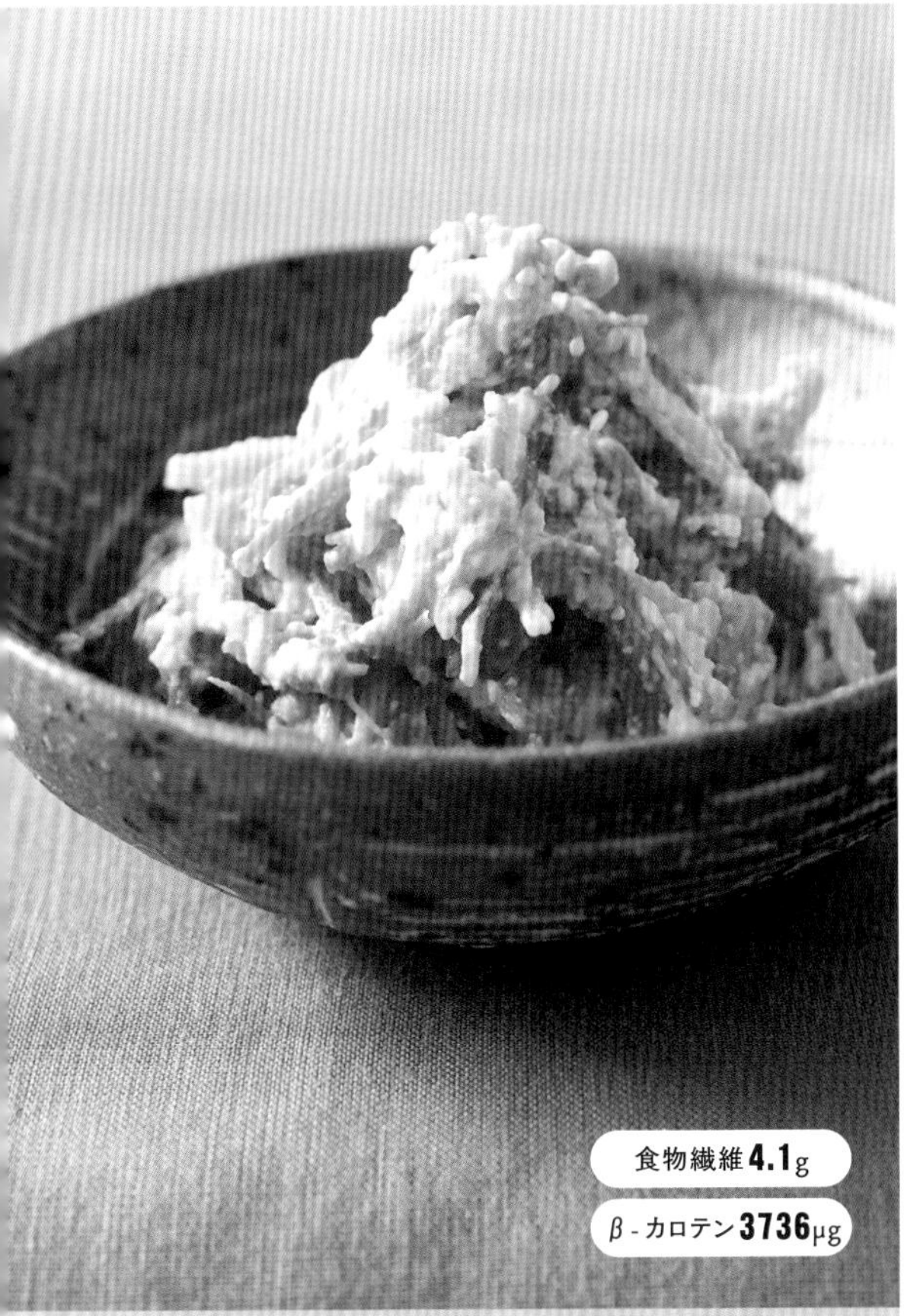

［材料］ 2人分

えのきたけ…1パック(100g)
にんじん…1/2本
木綿豆腐…1/2丁(150g)
塩…小さじ1/5
A(白ねりごま小さじ2、しょうゆ小さじ1、はちみつ小さじ1/2)

［作り方］

1 えのきは半分の長さに切り、ほぐす。にんじんは細切りにする。豆腐はキッチンペーパーに包んで10分おき、水きりする。

2 耐熱ボウルにえのき、にんじん、塩を入れて、ラップをかけて電子レンジで3分加熱、水けをしっかりとふく。

3 ボウルに1の豆腐を入れてよくすり混ぜ、Aを加えて混ぜる。2のえのきとにんじんを加えてあえる。

ごま油で具をしっかり炒めて、コクを出す

しめじとわけぎのけんちん汁

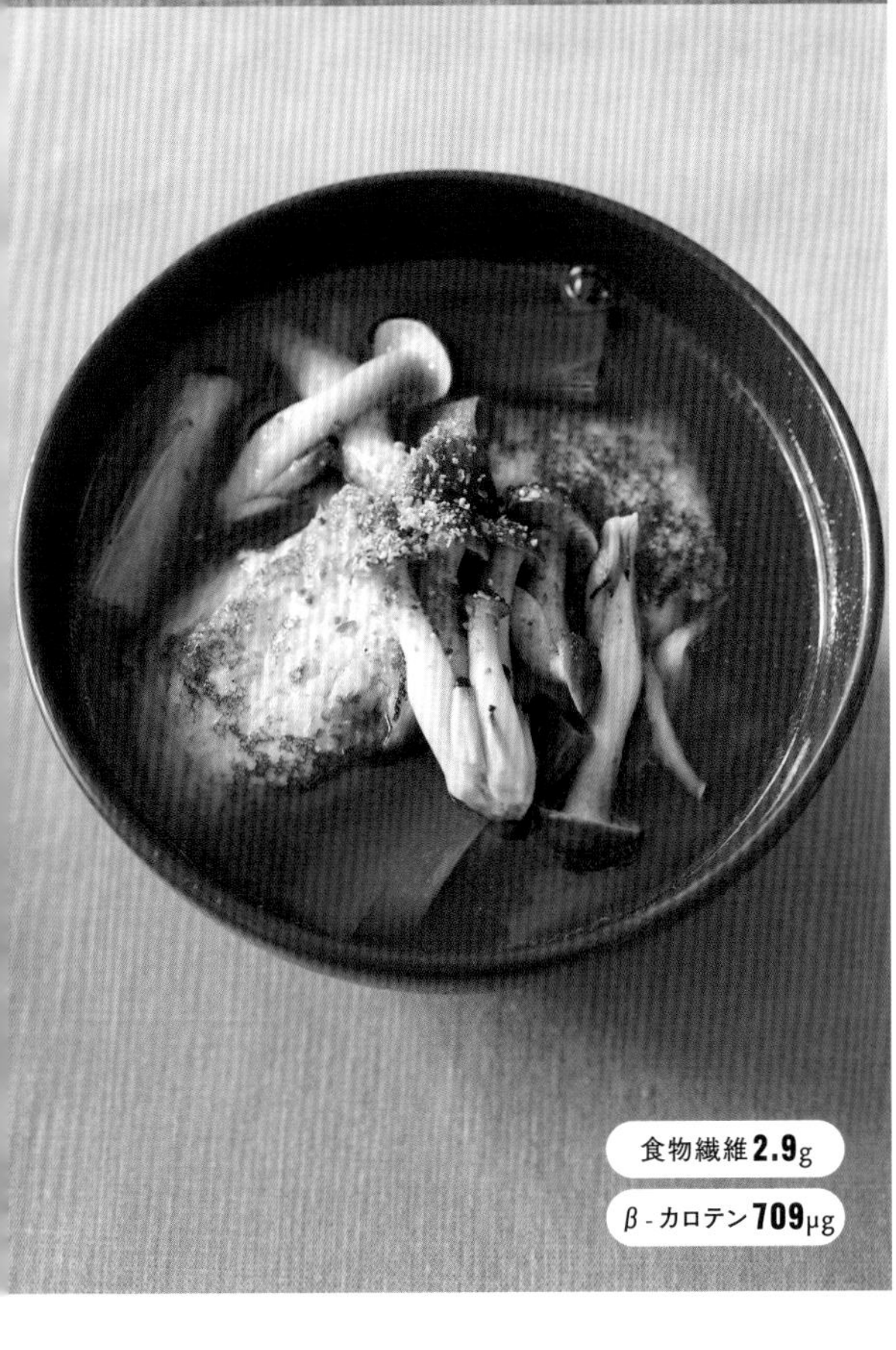

［材料］ 2人分

しめじ…1パック(100g)
わけぎ…2本(50g)
木綿豆腐…1/2丁(150g)
だし汁…2カップ
A(しょうゆ大さじ1、みりん大さじ1/2)
ごま油…大さじ1
七味唐辛子…少々

［作り方］

1 しめじは食べやすくほぐす。わけぎは3cm長さに切る。豆腐はキッチンペーパーに包んで水けをきる。

2 鍋にごま油を熱し、豆腐をちぎり入れて焼きつける。しめじ、わけぎを加えて油が回るまで炒める。

3 だし汁を加え、5～6分煮たら、Aで味を調える。器に盛り、七味をふる。

たんぱく質といっしょに

低カロリーでうまみの強いきのこと、良質のたんぱく質を合わせれば
ヘルシーで食べごたえたっぷりのメインおかずになります

しいたけシューマイ

きのこをまぶしてレンジで蒸す、我が家の定番おかず
見た目のインパクトもあるから、おもてなし料理にもおすすめです

［材料］ 2人分

しいたけ(生)… 6枚
豚ひき肉 … 200g
玉ねぎ … 1/4個
片栗粉 … 適量
A(おろししょうが・酒各大さじ1/2、
しょうゆ小さじ1、砂糖小さじ1/2、
ごま油小さじ1)
からしじょうゆ … 適量

［作り方］

1 しいたけは軸とかさの部分に分け、軸はみじん切り、かさは薄切りにする。しいたけのかさは耐熱皿にのせ、ラップをかけて電子レンジで2分加熱し、冷ましておく。玉ねぎはみじん切りにしてさらしの布巾などで包んで水けを絞ったあと、片栗粉大さじ1をまぶす。

2 ボウルにひき肉を入れ、**A**を表記の順に入れてその都度混ぜ、**1**のしいたけの軸のみじん切り、玉ねぎを加えてよく混ぜるⓐ。6等分にして丸める。片栗粉をまぶし、**1**のしいたけのかさの薄切りを上半面だけ等分につけるⓑ。

3 耐熱皿に**2**をのせ、電子レンジで8分ほど加熱し、そのまま1分蒸らす。からしじょうゆなどをつけていただく。

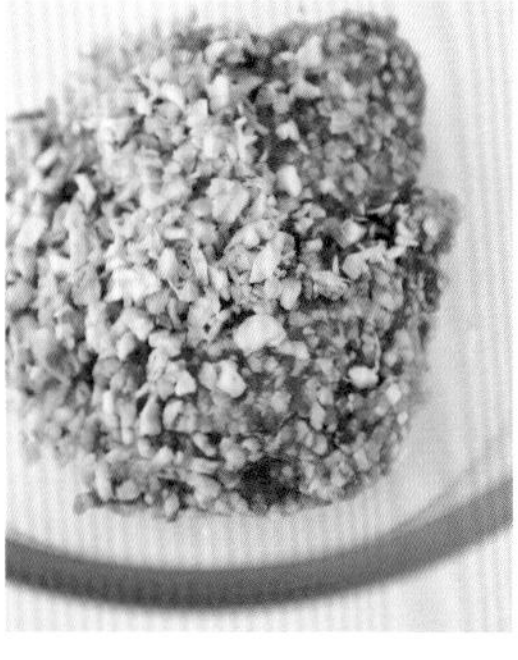

ⓐしいたけの軸のやわらかい部分には強いうまみが。ここをタネに加えるのがコツ。

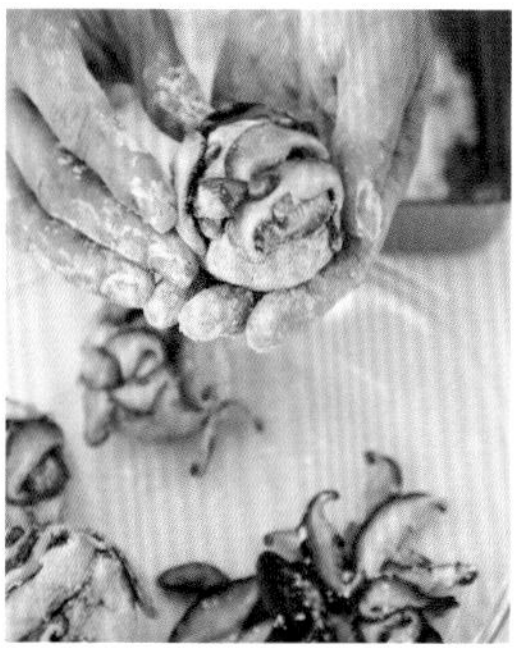

ⓑしいたけは一度レンチンしてやわらかくし、片栗粉をまぶしたタネにつければ、なじんではがれにくい。

これでワンランクアップ！

シューマイの皮のかわりに、しいたけを使うのでカロリーダウンしつつ、栄養価と免疫力はぐっとアップ。しいたけのツルンとした口あたりもおいしさのひとつです。

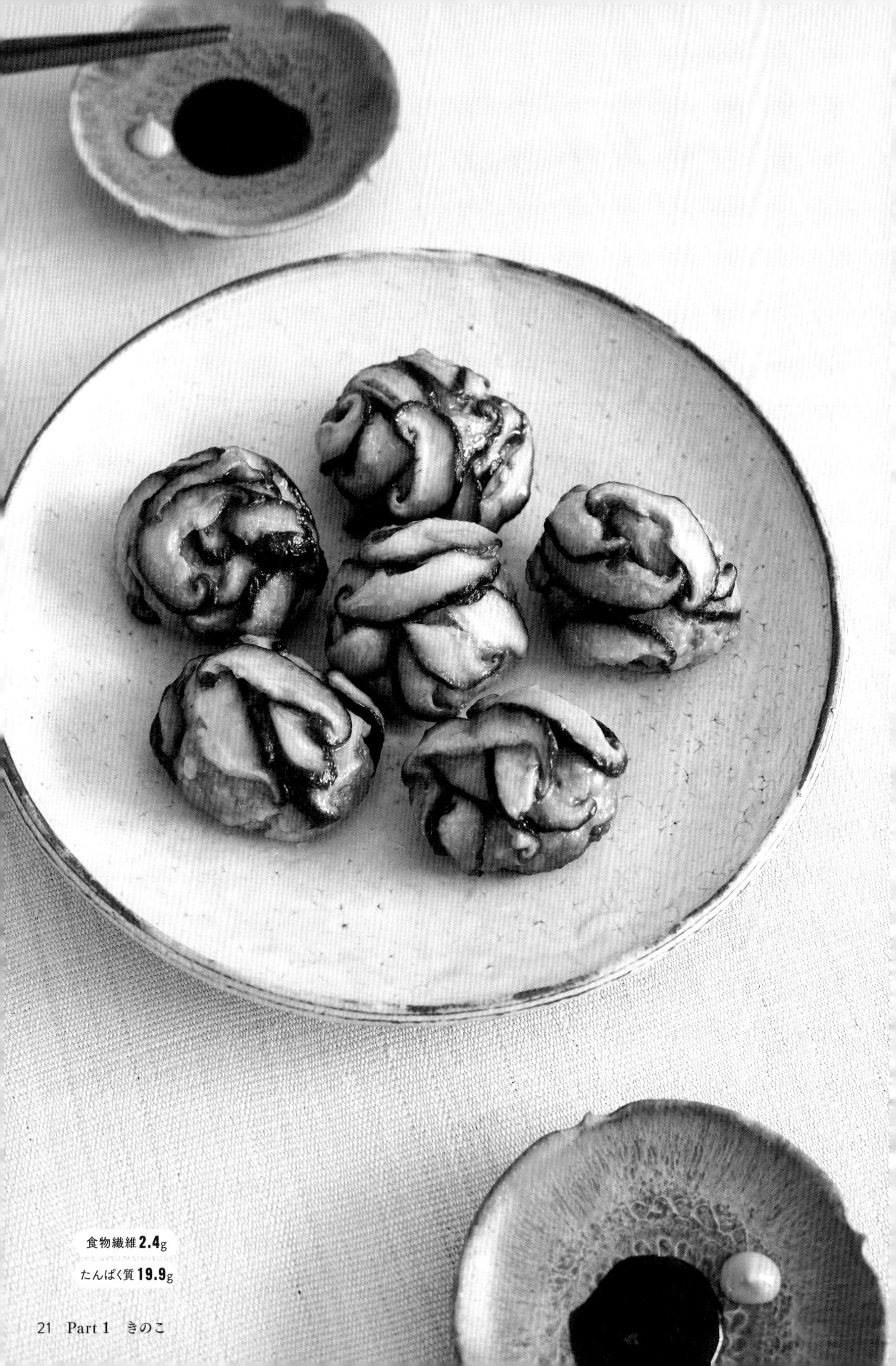

食物繊維**2.4**g

たんぱく質**19.9**g

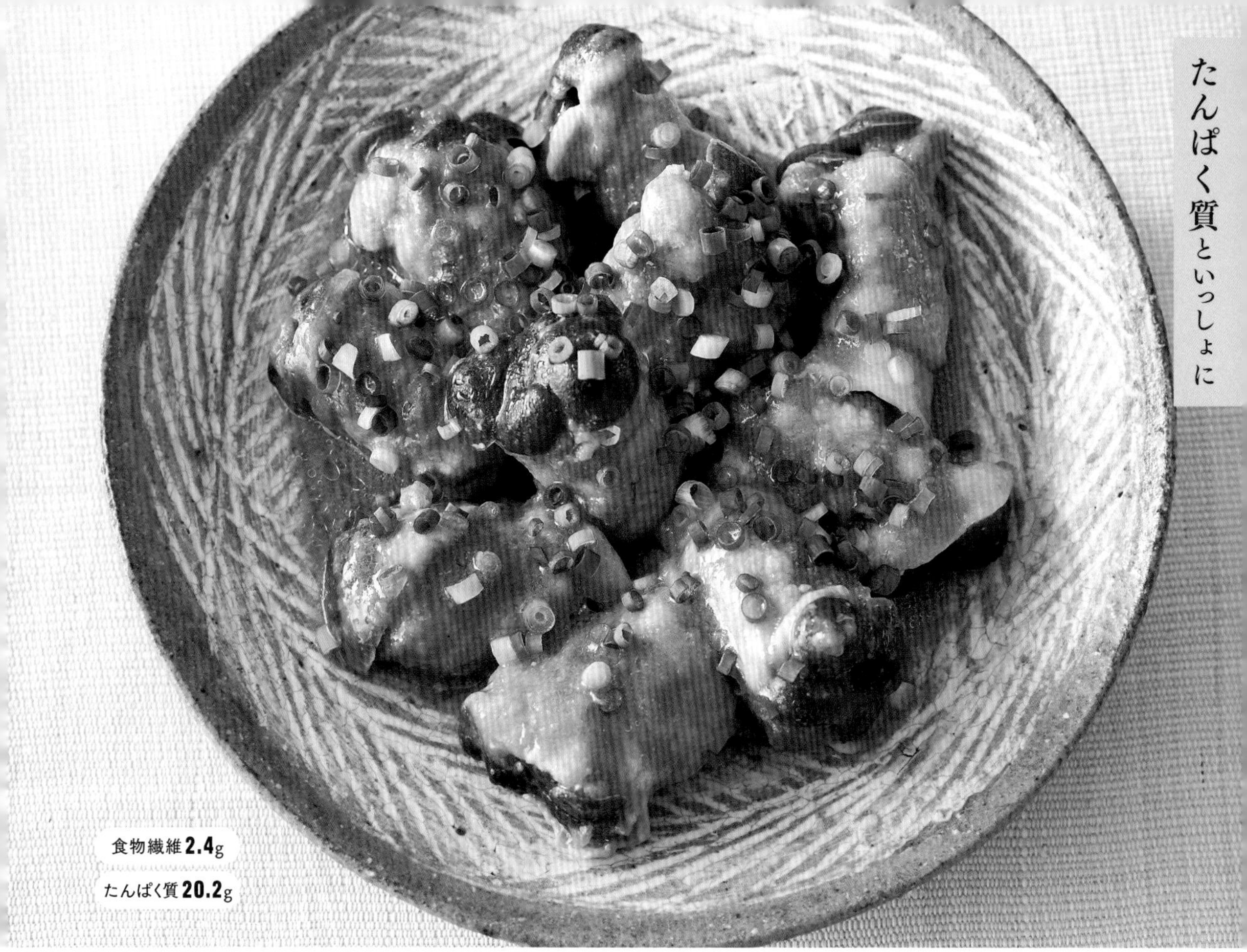

レンジであっという間にできる、ボリュームおかず

しめじの肉巻き レンジ蒸ししょうがみそ

［材料］ 2人分

しめじ … 1パック(100g)
豚ロース薄切り肉 … 10枚
A(みそ大さじ1、おろししょうが・酒・水各大さじ1/2、
しょうゆ小さじ1、ごま油・片栗粉各小さじ1/2)
細ねぎの小口切り … 1本分

［作り方］

1 しめじは小房に分け、10等分する。豚肉を縦長に広げ、しめじを手前にのせ、くるくると巻く。Aはよく混ぜておく。

2 耐熱皿に1の肉巻きを並べ、Aをまんべんなく回しかける。ラップをかけて電子レンジで8分加熱し、そのまま2分蒸らす。ラップをとって、全体にころがしながら、とろみを均一につける。

3 器に盛り、細ねぎをちらす。

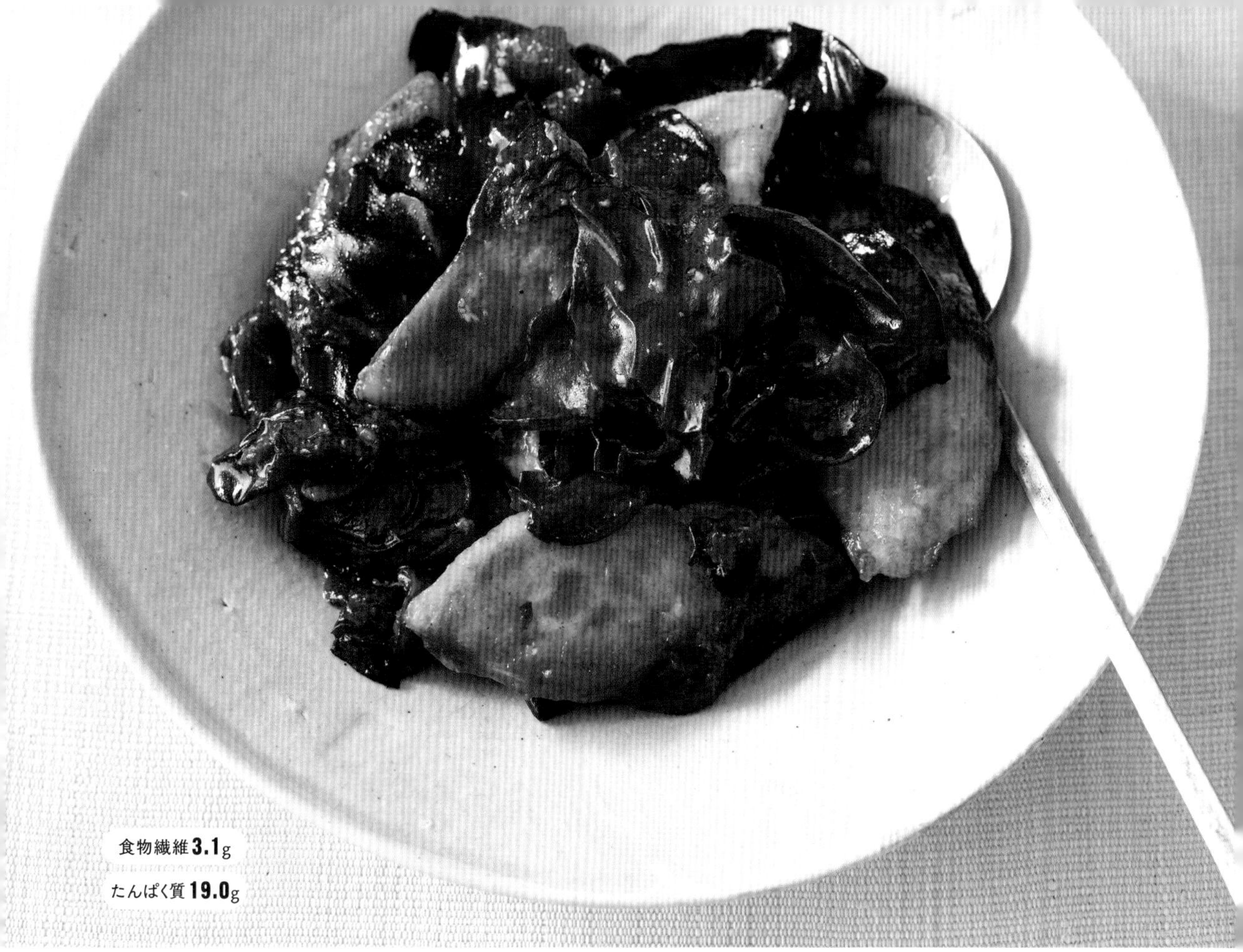

食物繊維**3.1**g

たんぱく質**19.0**g

濃厚な味わいに負けないコリコリ感が魅力

きくらげとぶりのオイスターソース炒め

［材料］ 2人分

きくらげ（乾燥）… 10g
ぶりの切り身 … 2切れ（200g）
A（オイスターソース大さじ1と1/2、酒大さじ1/2、
砂糖・しょうゆ各小さじ1、おろしにんにく1かけ分）
塩 … 小さじ1/2
こしょう … 少々
片栗粉 … 適量
植物油 … 大さじ1/2

［作り方］

1 きくらげはたっぷりの水で戻し、ひと口大に切る。ぶりは4等分にそぎ切りにし、塩をふって10分おく。Aはよく混ぜておく。

2 ぶりの水けをふいてこしょうをふり、片栗粉を薄くまぶす。

3 フライパンに油を熱し、ぶりを入れて両面を4～5分かけて焼く。きくらげを加えて炒め合わせ、Aを回し入れて全体にからませる。

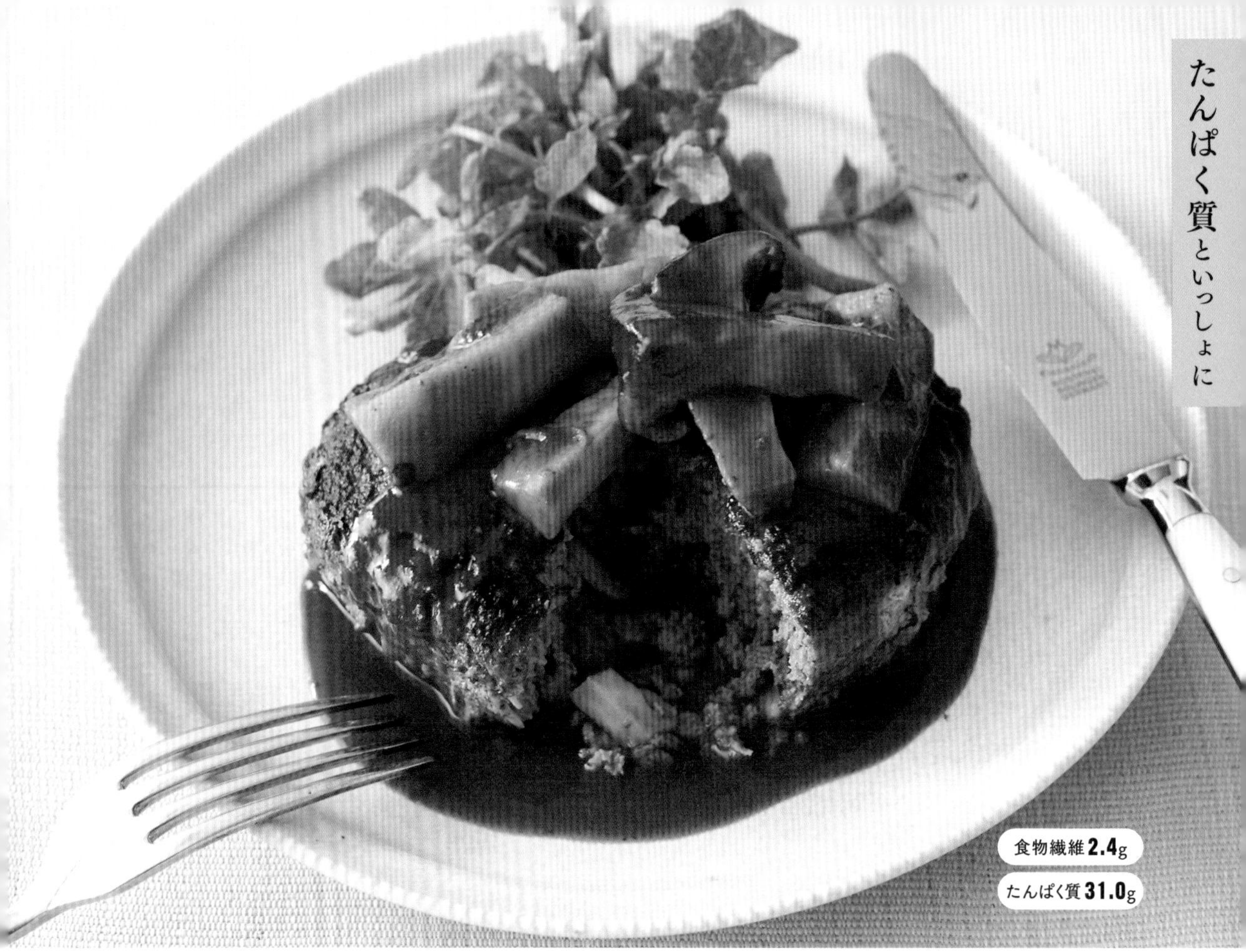

食物繊維2.4g

たんぱく質31.0g

タネとソースに存在感あふれるエリンギを

エリンギたっぷりハンバーグ

［材料］　2人分

エリンギ…1パック(100g)
合いびき肉…300g
おろし玉ねぎ…大さじ1
A(卵小1個、塩小さじ1/4、こしょう少々)
B(トマトケチャップ大さじ2、ウスターソース大さじ1、
　オイスターソース小さじ1、バター5g、水大さじ3)
植物油…大さじ1/2
クレソン…適量

［作り方］

1 エリンギは半量をみじん切りにし、残りは縦4〜6等分、4cm長さに切る。ボウルにおろし玉ねぎ、エリンギのみじん切り、**A**を入れてよく混ぜ、ひき肉を加える。全体によく練り混ぜ、2等分にして小判型にする。

2 フライパンに油を熱し、ハンバーグを入れて強火で1分、弱火で4分焼く。ひっくり返したら、細長く切ったエリンギをハンバーグの回りに置き、強火で1分焼く。水大さじ1を加え、フタをして弱火で4分加熱する。

3 混ぜ合わせた**B**を加えてさらに2分ほど煮て、火を止める。器に盛り、クレソンを添える。

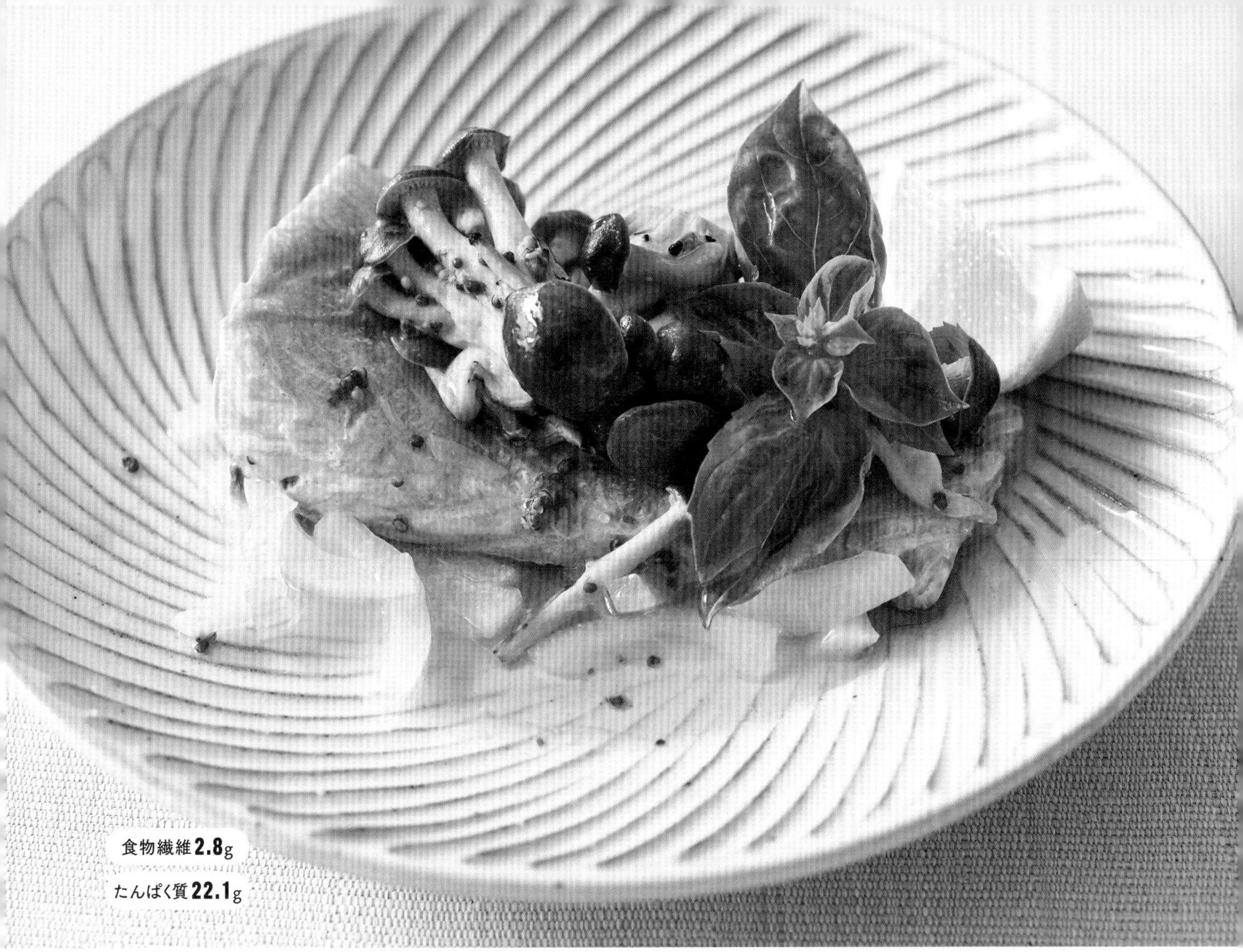

刺身用を使うから、レア仕立てもお好みで

サーモンのしめじのせ レンジ蒸し

［材料］ 2人分

しめじ … 1パック(100g)
サーモン(刺身用) … 200g
玉ねぎ … 1/4個
A(粒マスタード小さじ1、白ワイン小さじ2、塩少々)
オリーブ油 … 小さじ2
バジルの葉 … 少々
レモン … 1/6個
塩 … 小さじ1/2
こしょう … 少々

［作り方］

1 しめじは小房に分ける。サーモンは塩をふり、10分おいたら水けをふき、こしょうをふる。玉ねぎは繊維を断つように薄切りにする。Aは混ぜておく。

2 耐熱皿に玉ねぎを敷き、サーモンとしめじをのせる。Aを回しかけ、ラップをかけて電子レンジで5分加熱し、そのまま2分蒸らす。

3 器に盛り、オリーブ油をかけて、バジルとレモンを添える。

干ししいたけと塩さばのアクアパッツァ風

見た目も味も、とっても華やか！
さばは、文化干しを使ってもおいしくできます

［材料］ 2人分

干ししいたけ … 4枚
塩さばの切り身 … 2切れ（200g）
ミニトマト … 6個
にんにく … 2かけ
ケッパー … 大さじ1
A（白ワイン大さじ2、
　干ししいたけの戻し汁・水各1/2カップ）
オリーブ油 … 大さじ1
塩、こしょう … 各少々
イタリアンパセリ … 適量

［ 作り方 ］

1 干ししいたけはひたひたの水で戻しておいたものを軸を除き、2～3等分に切る。にんにくは押しつぶす。

2 フライパンにオリーブ油とにんにくを入れて、香りが立つまで熱し、さばを入れて、強火でこんがりと両面焼くⓐ。干ししいたけ、ケッパー、ミニトマトを加え、混ぜる。

3 **A**を加えて、煮汁をさばにかけながらⓑ、5～6分煮て塩、こしょうで味を調え、火を止める。器に盛り、イタリアンパセリを添える。

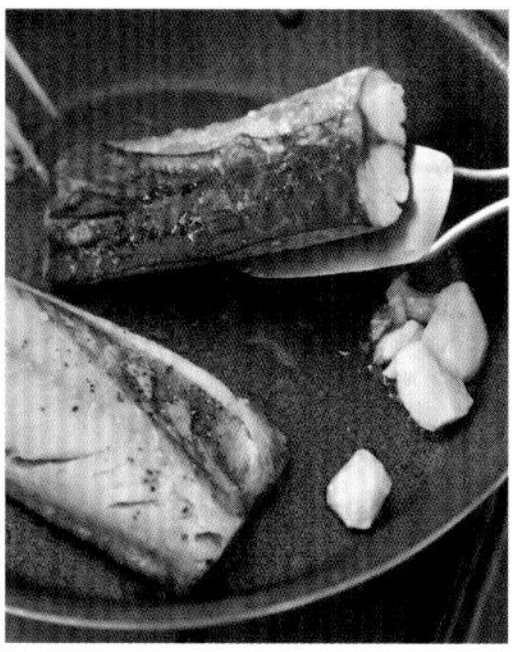

ⓐさばは先に皮を下にして入れ、強火で焼けば、パリッと仕上がる。

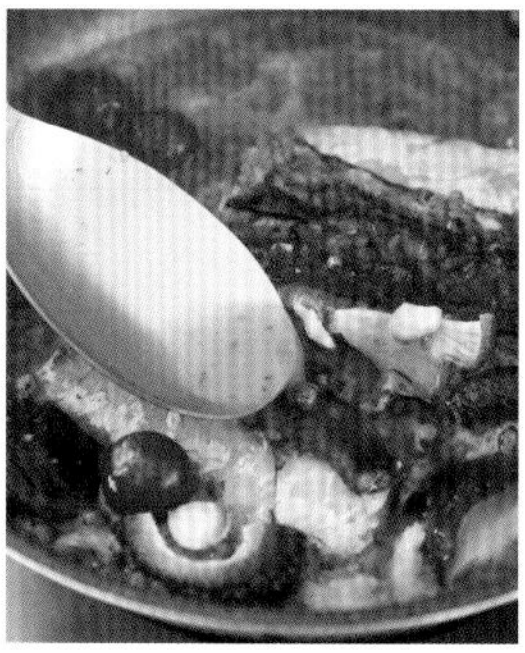

ⓑ煮汁をさばの身にまんべんなくかけながら煮ると、身崩れせずに短時間で火が通り、身のふんわり感もキープ。

これでワンランクアップ！

にんにくやケッパーなどの薬味を加えると、風味や香り、味わいが増すだけでなく、体内の血のめぐりを促して体温を上げ、免疫力を高める効果も期待できます。

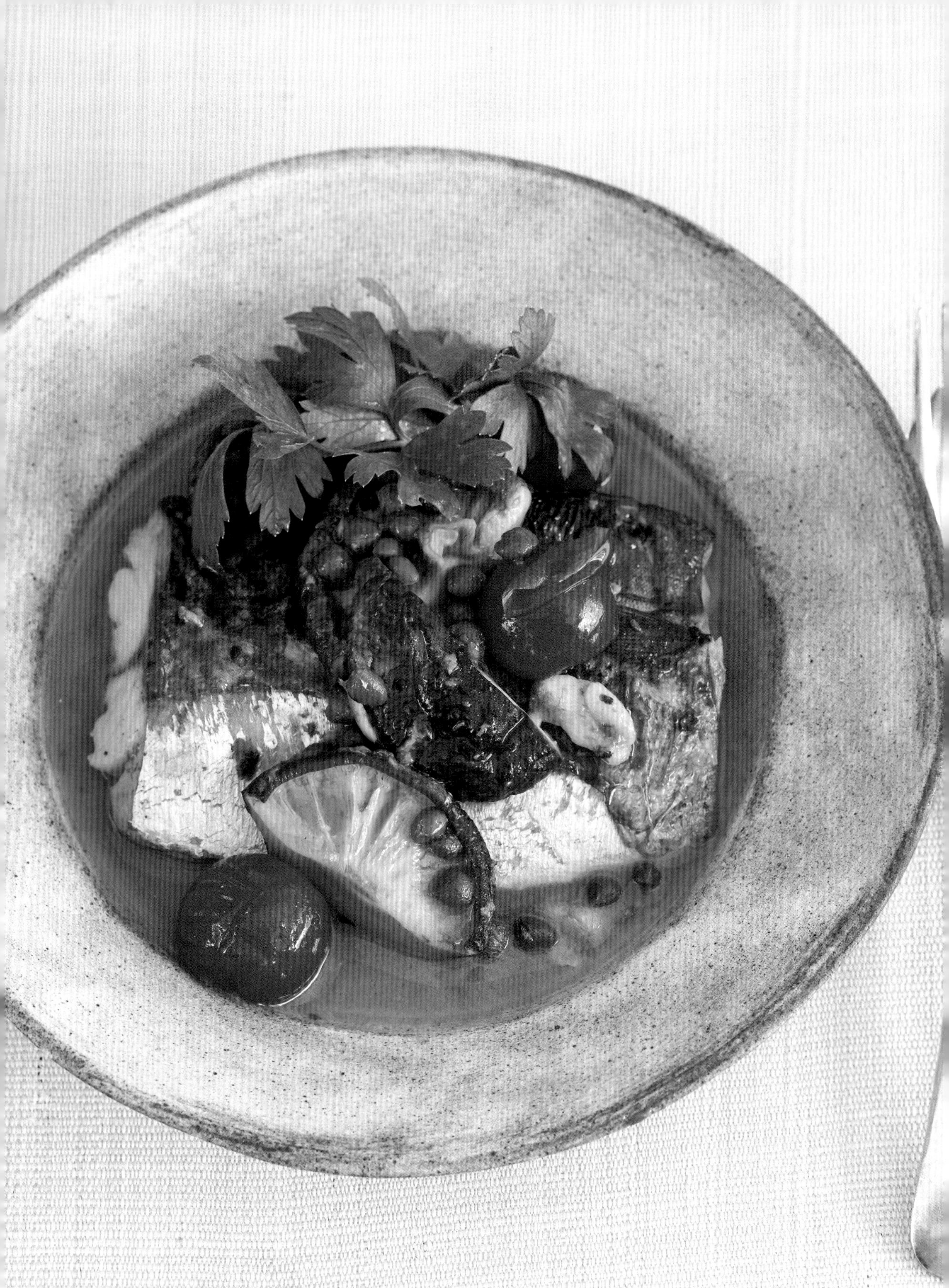

食物繊維**4.4**g

たんぱく質**28.8**g

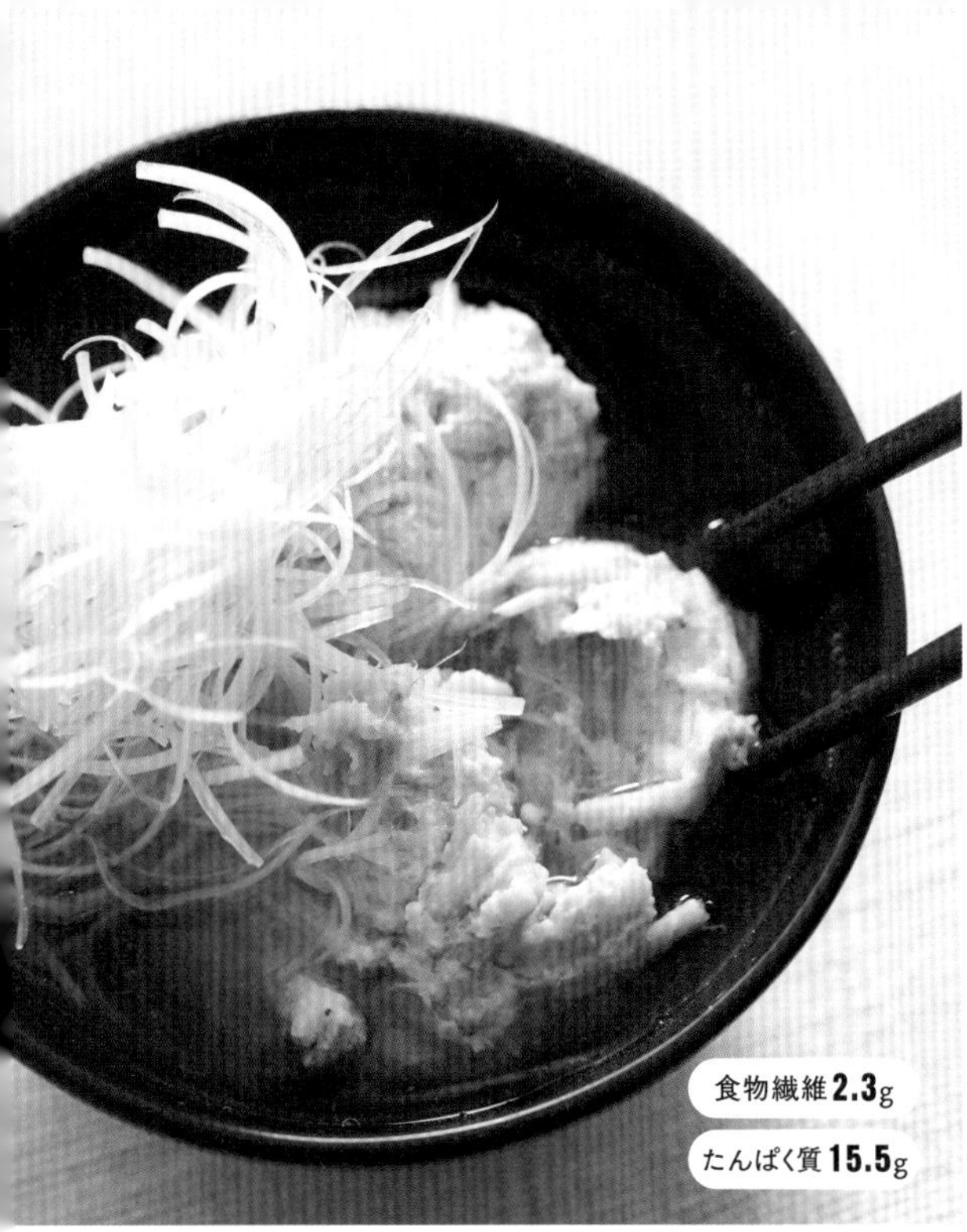

じゅわっと広がる塩麹のうまみ
えのき入り塩麹つくね汁

［材料］ 2人分

えのきたけ … 1パック(100g)
鶏ひき肉 … 150g
A(おろししょうが1かけ分、
　塩麹小さじ2、片栗粉大さじ1/2)
だし汁 … 2カップ
B(酒大さじ1、塩麹小さじ1)
白髪ねぎ … 長ねぎ5cm分

［作り方］

1 えのきは3等分に切り、ほぐす。ボウルにひき肉とAを入れてよく練り混ぜ、えのきを加えてさらによく混ぜ、4〜6等分に丸めてつくねにする。

2 鍋にだし汁を入れて火にかけ、煮立ったらつくねを入れる。再び煮立ったらアクを除き、10分煮る。

3 Bを加えて、ひと煮する。器に盛り、白髪ねぎをのせる。

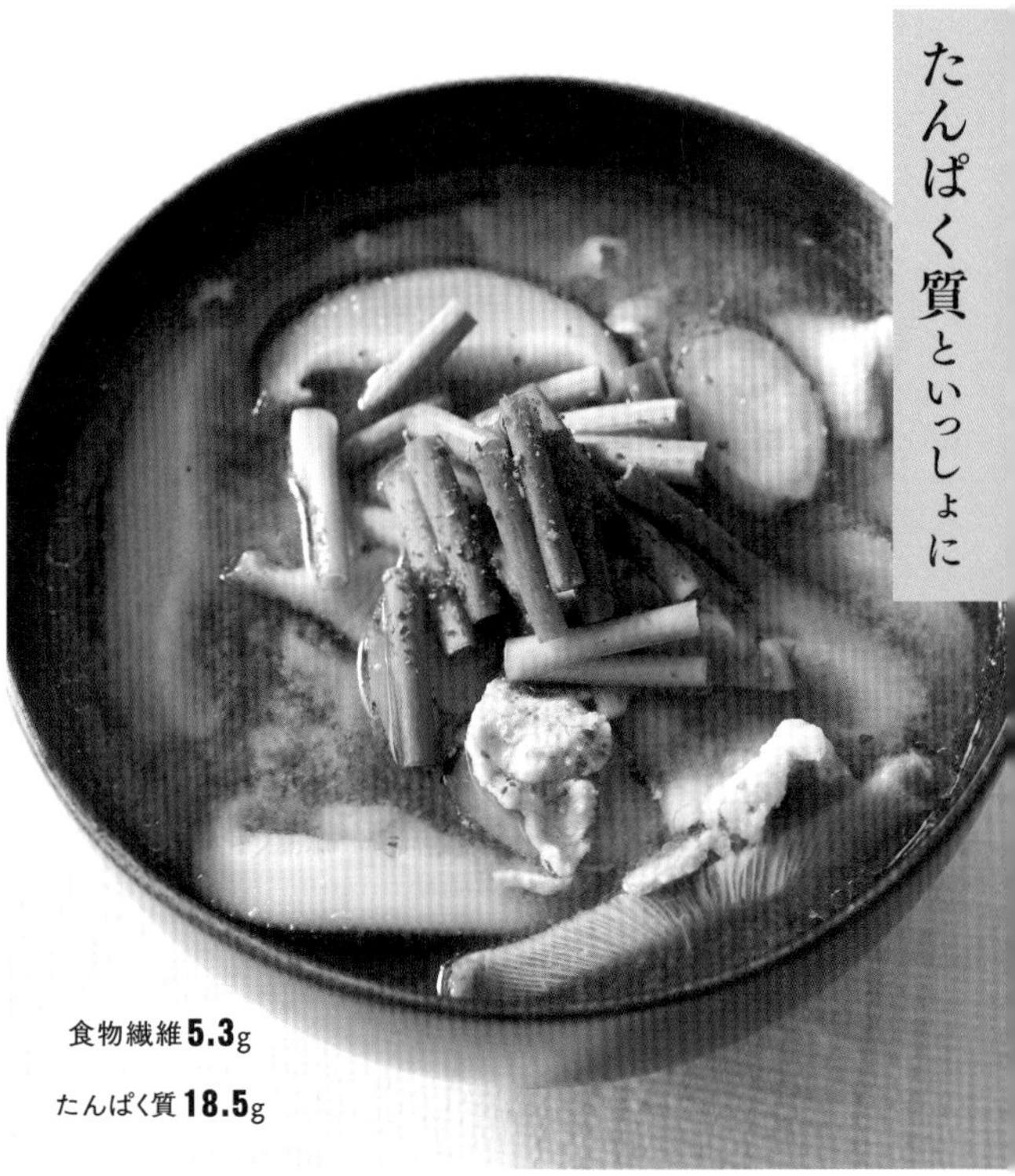

滋味深さに癒やされます
干ししいたけ入り豚汁

［材料］ 2人分

干ししいたけ … 4枚
豚ロース薄切り肉 … 150g
ごぼう … 1/4本
細ねぎ … 2本
だし汁(干ししいたけの戻し汁と
　合わせたもの) … 2カップ
酒 … 大さじ2
みそ … 大さじ1と1/2
一味唐辛子 … 適量

［作り方］

1 干ししいたけはひたひたの水で戻しておいたものを軸を除き、薄切りにする。豚肉は2cm長さに切る。ごぼうは斜め薄切りに、ねぎは2cm長さに切る。

2 鍋にだし汁、干ししいたけ、豚肉、ごぼう、酒を入れて火にかける。煮立ってきたらアクを除き、フタをして10分煮る。

3 みそを溶き混ぜ、煮立つ直前に火を止める。器に盛り、ねぎをのせ、一味をふる。

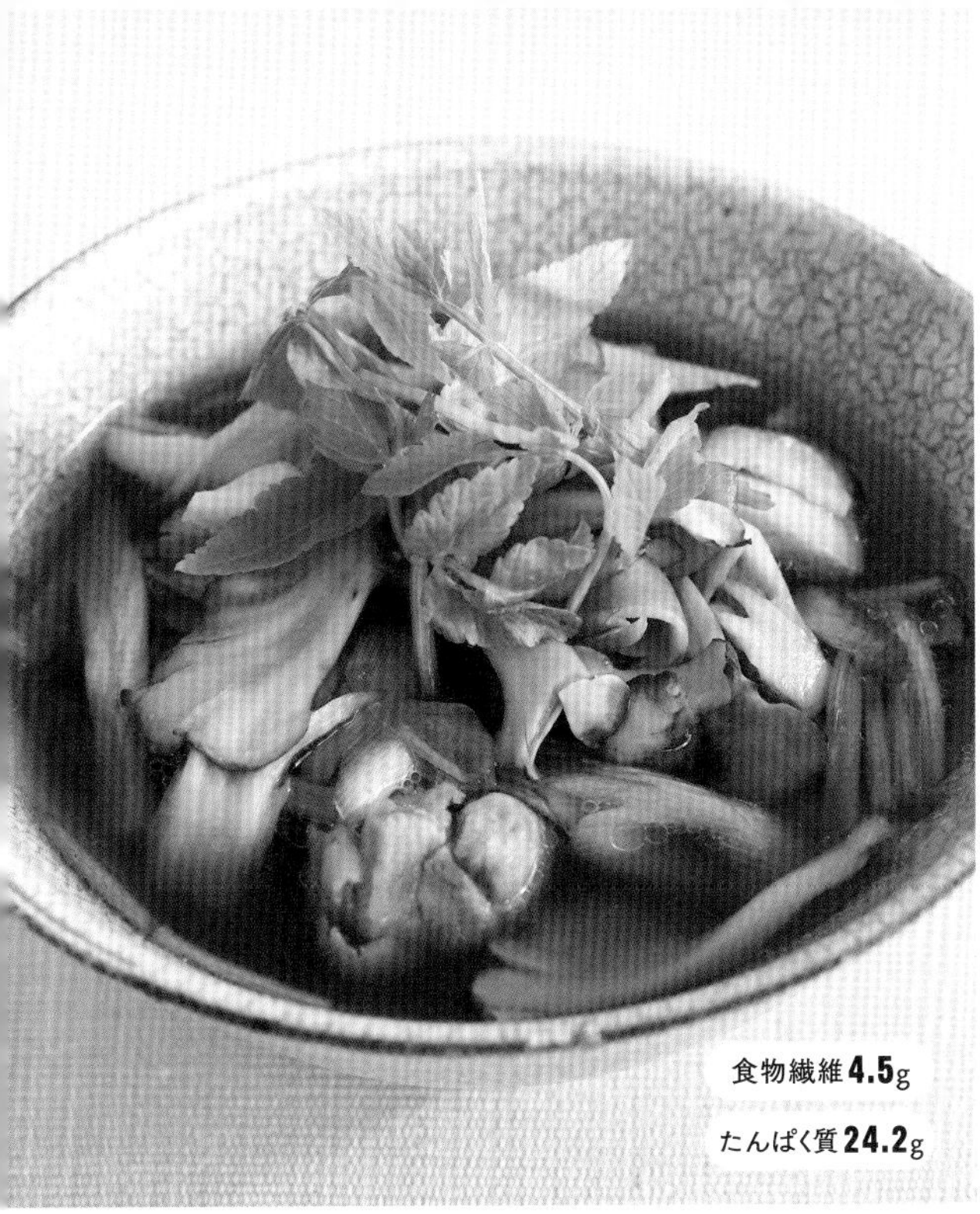

まいたけ入り和風汁

鶏肉は水から煮てうまみを引き出して

［材料］ 2人分

まいたけ … 1パック(100g)
鶏もも肉 … 1枚(250g)
ごぼう、長ねぎ … 各1/3本
せり … 50g
A(だし汁2と1/2カップ、
しょうゆ小さじ2、塩小さじ1/2)

［作り方］

1 まいたけは小房に分ける。鶏肉はひと口大のそぎ切りに、ごぼうはささがきに、長ねぎは斜め薄切りにする。せりは葉をつみ、茎は2cm長さに切る。

2 鍋にAと鶏肉を入れて火にかける。煮立ったらアクを除き、2〜3分煮る。まいたけ、ごぼう、長ねぎを加えて、さらに2〜3分煮る。

3 せりの茎を入れてひと煮し、火を止める。器に盛り、せりの葉をのせる。

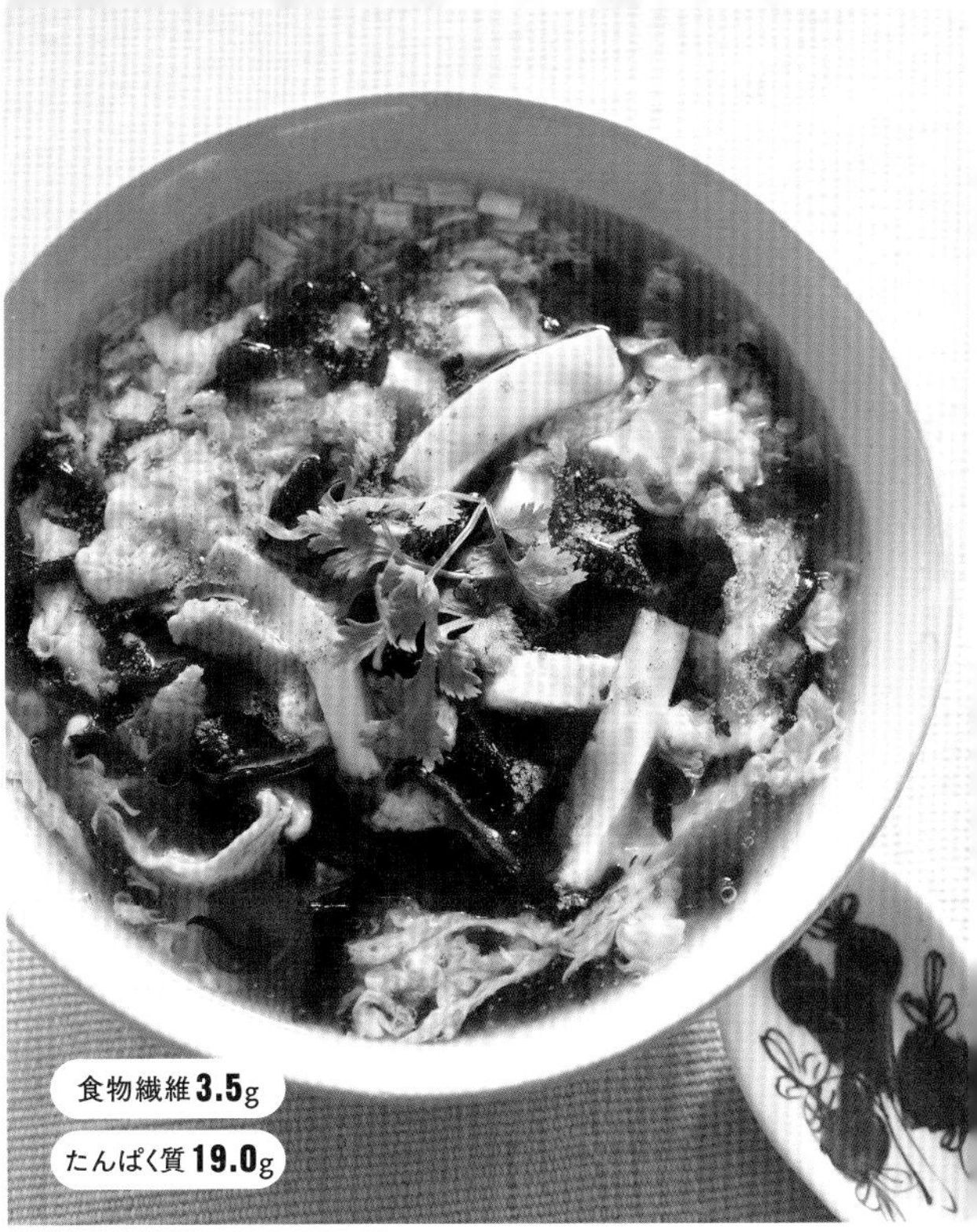

きくらげ入りサンラータン

コリコリ×つるつるのハーモニー

［材料］ 2人分

乾燥きくらげ … 10g
絹豆腐 … 1/2丁(150g)
鶏むね肉 … 100g
溶き卵 … 1個分
A(しょうゆ・片栗粉各小さじ1)
B(酒・酢各大さじ1、
しょうゆ大さじ1/2、塩小さじ1/2)
C(片栗粉大さじ1、水大さじ2)
D(おろししょうが1かけ分、
長ねぎのみじん切り10cm分)
香菜、ラー油、ごま油、こしょう
… 各適量

［作り方］

1 きくらげはたっぷりの水で戻し、細切りに、豆腐は7〜8mm角の細切りにする。鶏肉は細切りにしてAをもみこむ。

2 鍋に水2と1/2カップを煮立て、鶏肉を入れてよくほぐす。再び煮立ったらアクを除き、きくらげと豆腐、Bを加える。再び煮立ったらCを加えてとろみをつけ、Dと溶き卵を回し入れ、卵がふんわりと浮いたら火を止める。

3 器に盛り、ラー油、ごま油、こしょうをふり、ちぎった香菜をのせる。

私の朝の習慣

朝は、１日の始まり。４つの食材もここでしっかり食べます。

仕事中は、料理の試食をくりかえすので、基本昼は食べません。だから、朝はたっぷり食べるようにしています。きのこ、海藻、ネバネバ、発酵食も、まずは朝食で。この４つは、汁物や小鉢にしやすいので時間のない朝でも、すぐに準備できるので助かっています。

朝起きてすぐに飲むのは、常温の温泉水を１杯。その後、常温の温泉水１００mℓに黒酢と天然酵母飲料をそれぞれ大さじ１加えたものを飲みます。おなかがキューッと目覚める気がして、ここ数年の日課になっています。

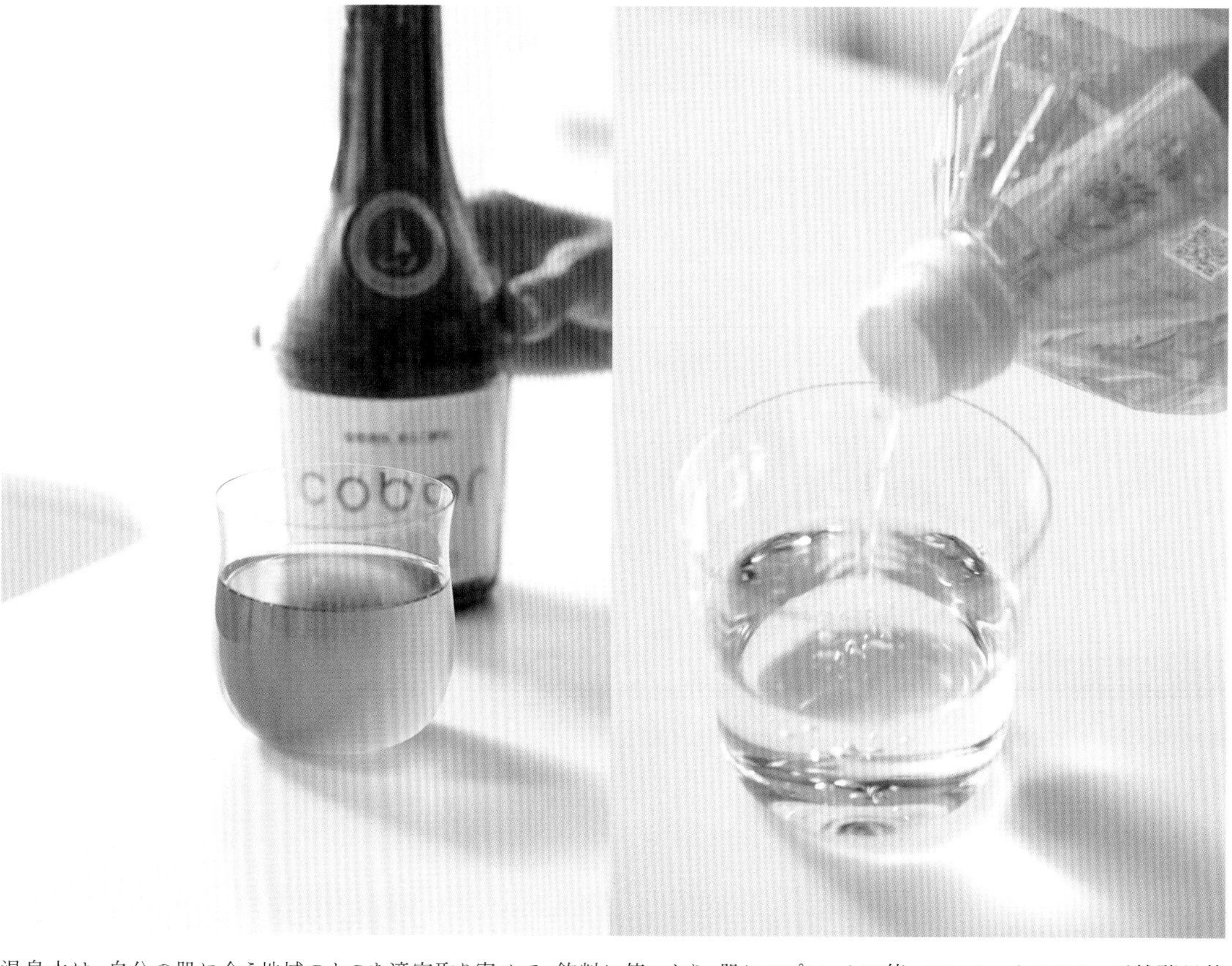

温泉水は、自分の肌に合う地域のものを適宜取り寄せて、飲料に使ったり、肌にスプレーして使っている。そのほか、天然酵母飲料とさまざまな地域の黒酢（なるべく濃い目の色のものを選ぶ）を組み合わせて毎朝の日課として飲んでいる。

Part 2
海藻類

日本人は昔からたくさんの種類の海藻を食べてきました
本書に登場する海藻は、その中から
現在、スーパーによく並んでいる9種類を選びました
私は旅先で地の海藻を見つけたら
必ず買って楽しんでいます
汁物や酢の物といった定番だけでなく
メインおかずの主材料としても重宝しますよ

海藻の特長と扱い方のコツ

海藻の食物繊維はそのほとんどが水溶性で、腸内細菌のエサになります。腸に入ると水に溶けてドロドロのゲル状になり、ゆっくりと消化されるため、血糖値の上昇を緩やかにします。また、ゲル状になることで腸内にたまった不要な老廃物を包み込んで排出する働きもあります。

多くの海藻に含まれているぬめり成分もアルギン酸やフコイダンという水溶性食物繊維の一種で、高血圧や高コレステロール、糖尿病や便秘などの予防、免疫細胞の活性化、抗腫瘍作用があるといわれています。

可食量においてのカロリーはかなり低いです。1日あたり50gを目安にとりましょう。

わかめは、塩蔵と乾物を適宜使いわけて

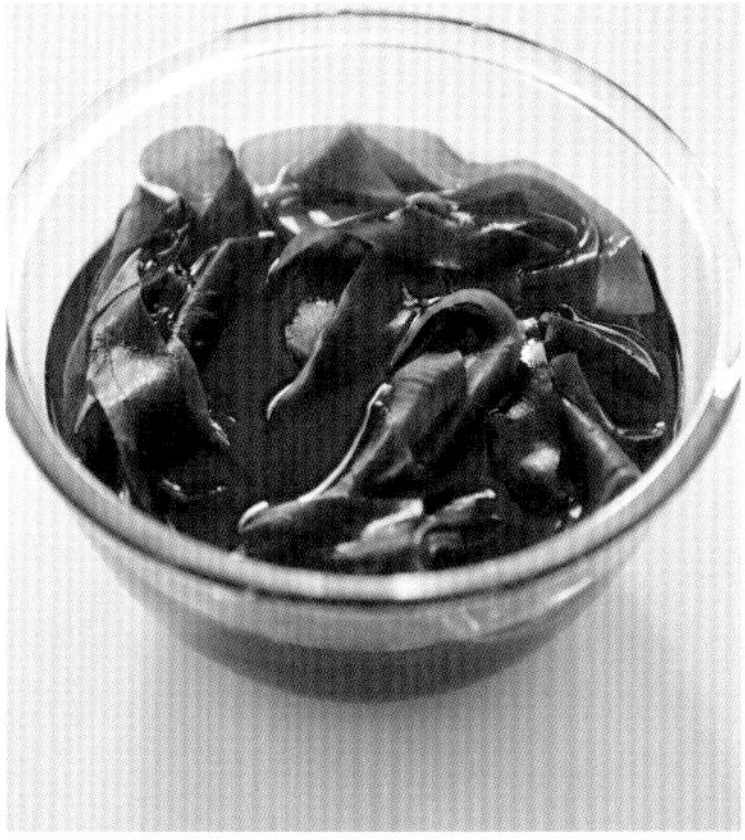

塩蔵わかめは、水で戻して塩をよく洗い、切り分ける手間があるが、肉厚で歯ごたえや風味がある。乾物は日持ちが良く、そのまま料理に使えるのが魅力。本書では塩蔵わかめを使っているが、乾燥わかめでもOK。

もずくやめかぶは、味のついていないものを選んで

もずくやめかぶは、そのまま食べられる味つきの加工品が多く売られているが、料理には、味のついていないものがおすすめ。もずくなら洗いもずく、めかぶなら調味液が別添えになっているものを選んで。

◎わかめ

ナトリウム、カリウム、カルシウムのほか、亜鉛や鉄などのミネラルの宝庫。カロリーも海藻の中でもとくに低いです。

◎めかぶ

わかめの根元の部分だけを使ったもの。わかめよりさらに食物繊維が豊富です。

◎あおさのり

緑藻で破片状になったのりの総称として一般的に呼ばれているもの。葉酸やマグネシウム、ビタミンB_{12}が豊富です。

◎のり

うまみ成分であるグルタミン酸、グアニル酸、イノシン酸のすべてを含むため強いうまみが特長。ビタミンB_{12}も豊富で、認知症予防にも効果があるとされています。

◎もずく

海藻の中でフコイダンが一番多く含まれているのがもずく。そのぬめり成分によって免疫力を高めるほか、ダイエット効果も期待できます。

◎芽ひじき　◎長ひじき

カルシウムが豊富で、鉄分やマグネシウムなどのミネラルのほか、必須ミネラルのひとつでもある、血糖値を下げるクロムも多く含まれています。

◎切り昆布　◎刻み昆布

グルタミン酸が豊富で、全身の新陳代謝を促すヨウ素が豊富に含まれている昆布。料理素材として使うことで栄養が効率よく摂取できます。

この本で使っている**海藻類**

めかぶ

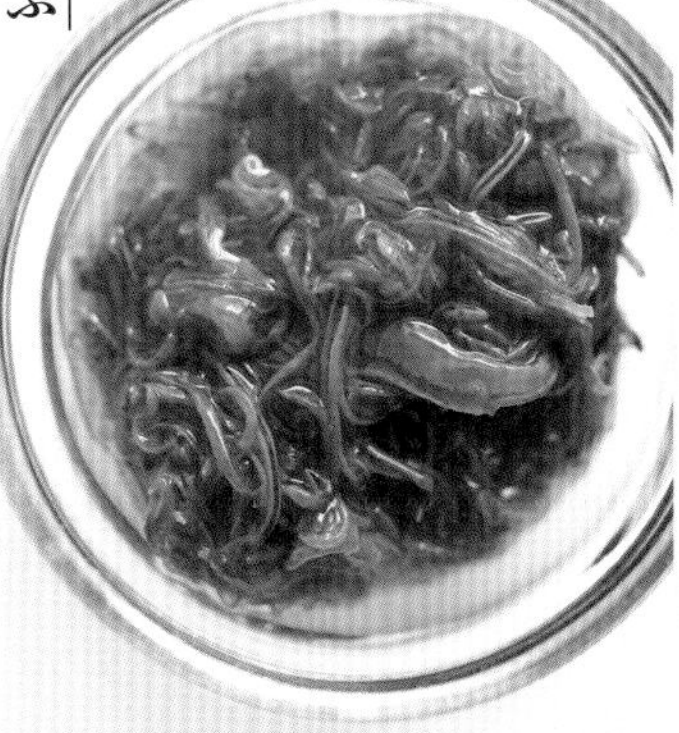

わかめ

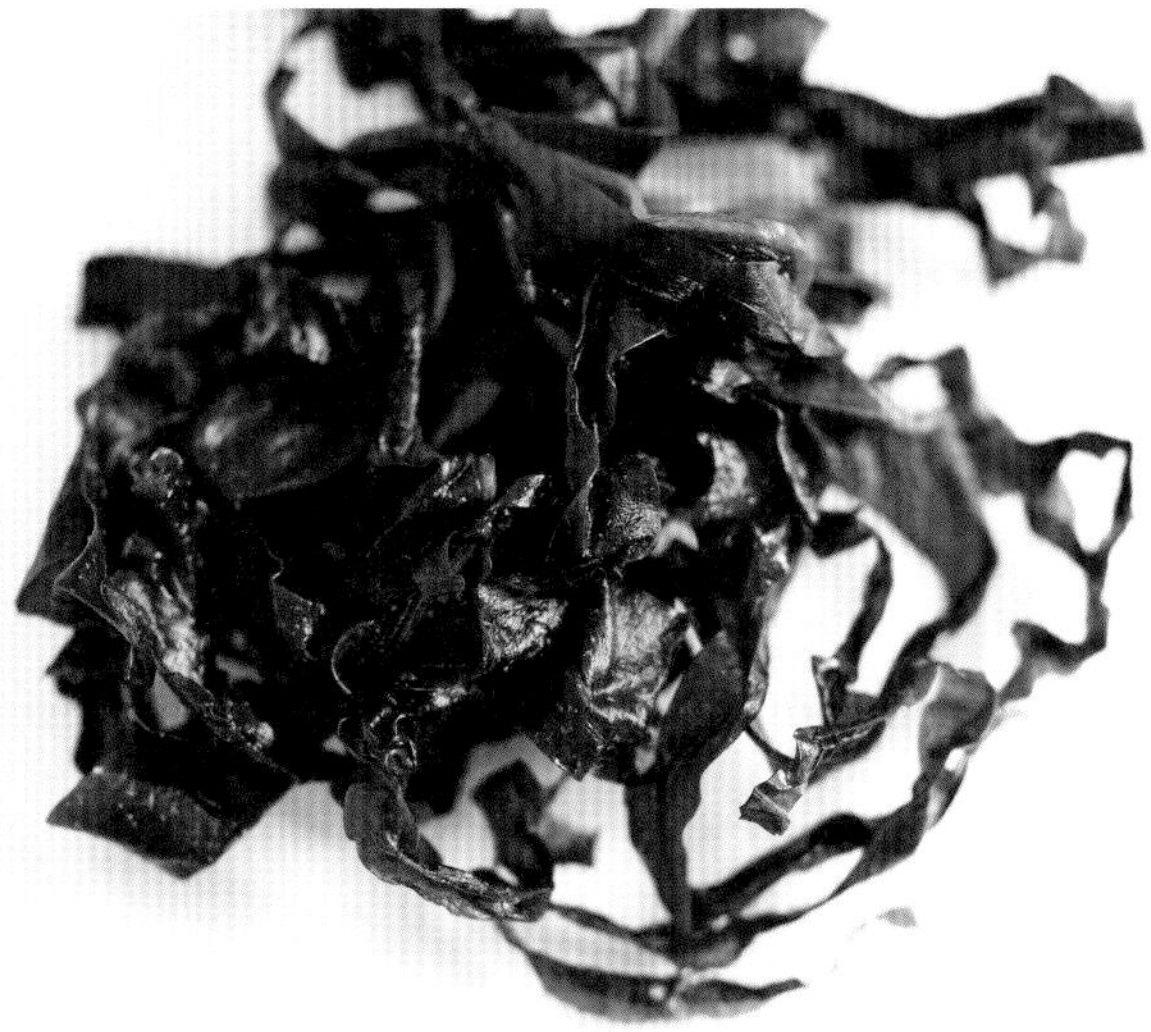

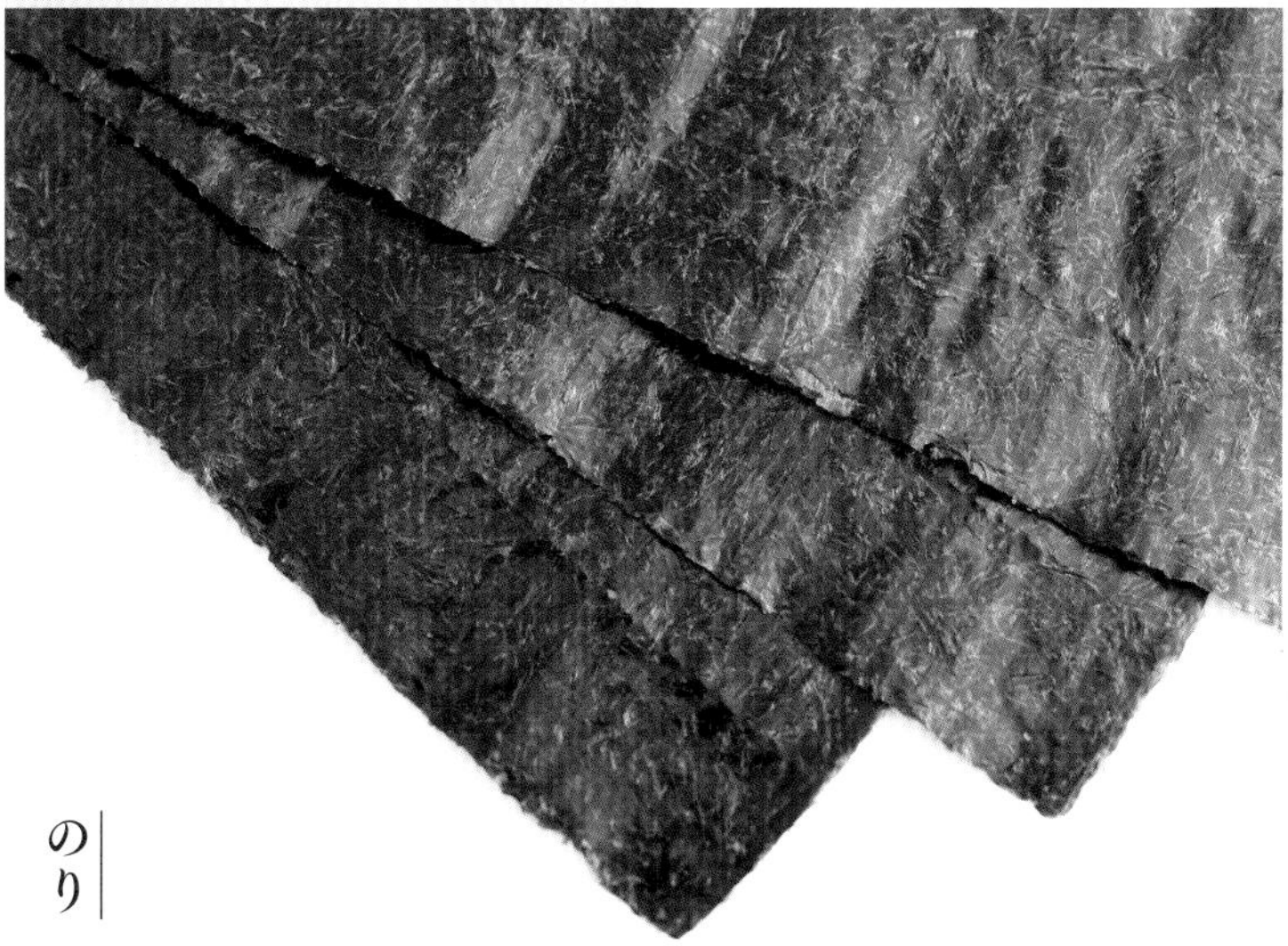

のり

あおさのり

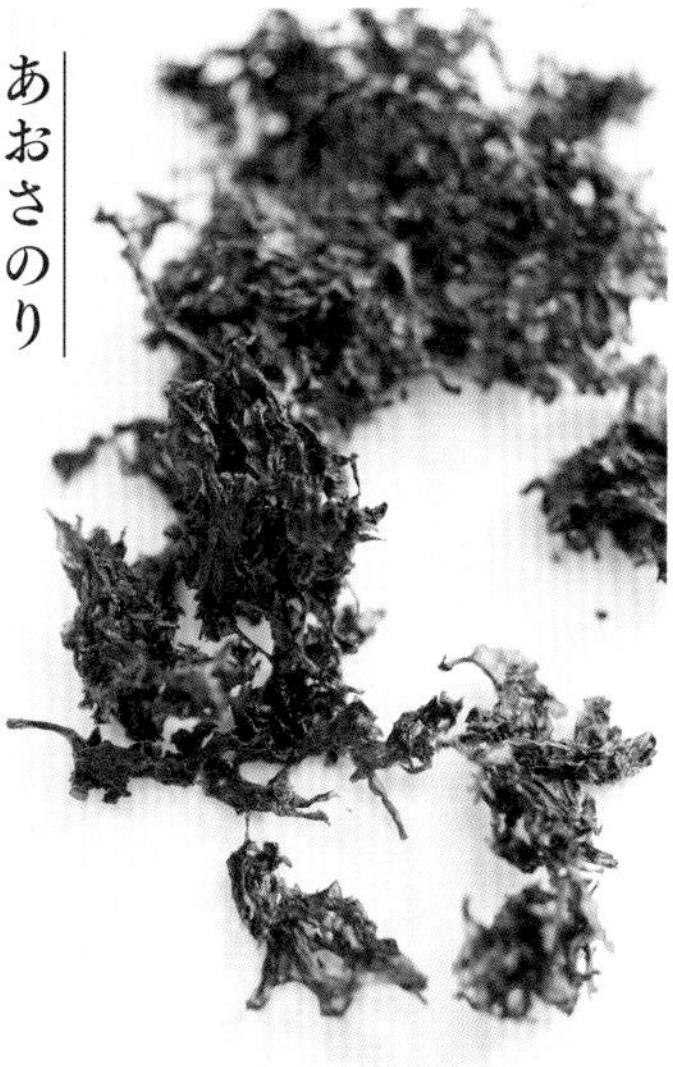

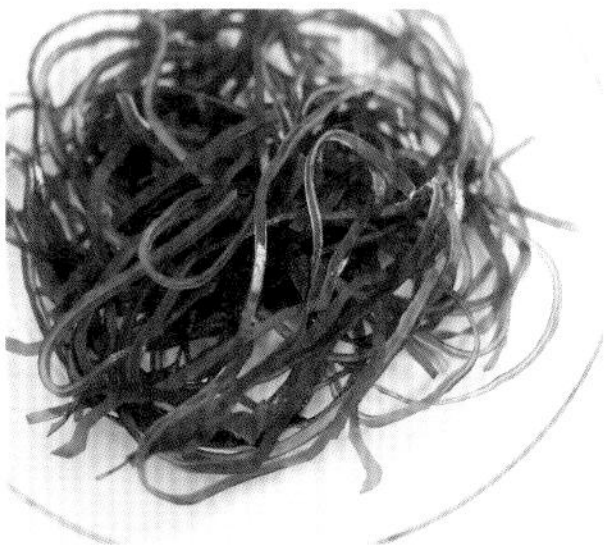

切り昆布

芽ひじき

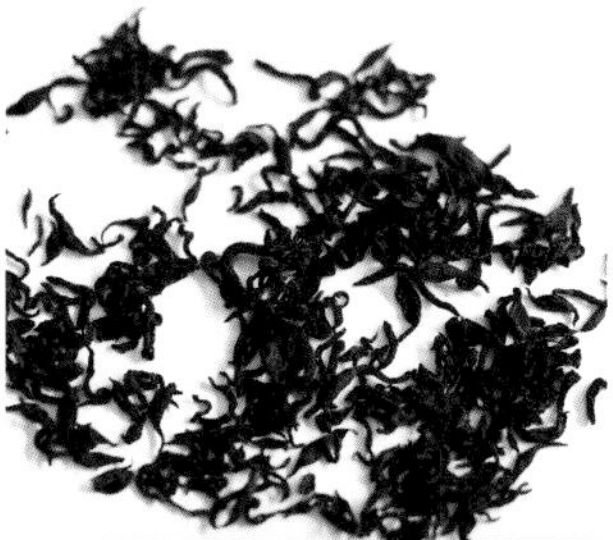

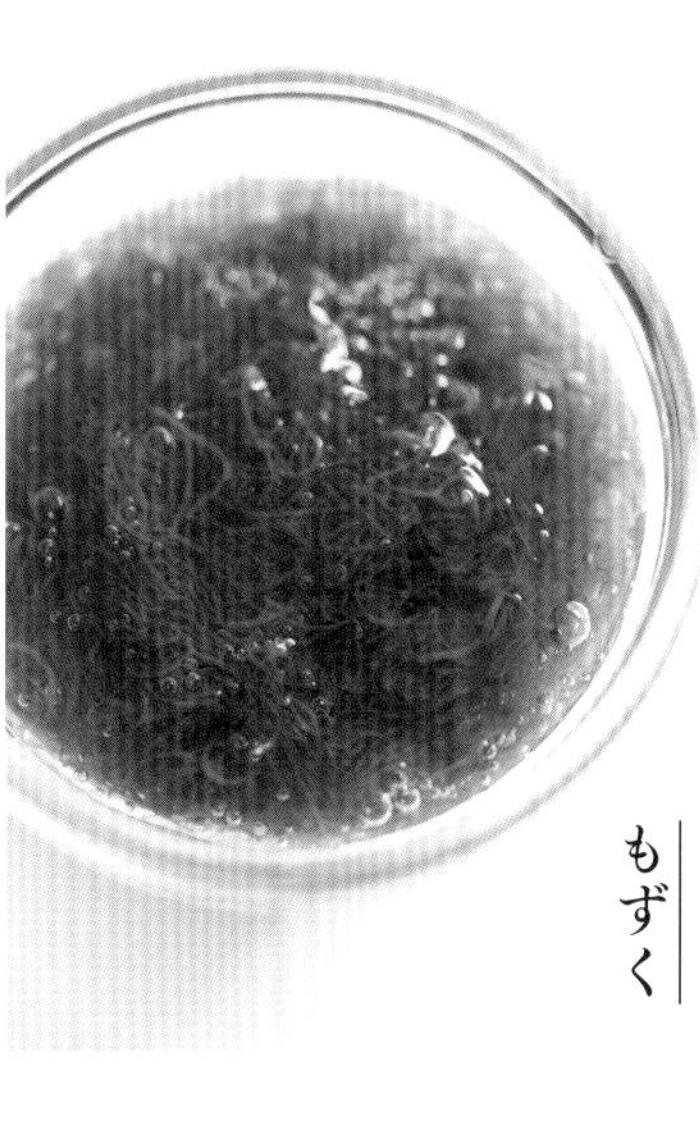

もずく

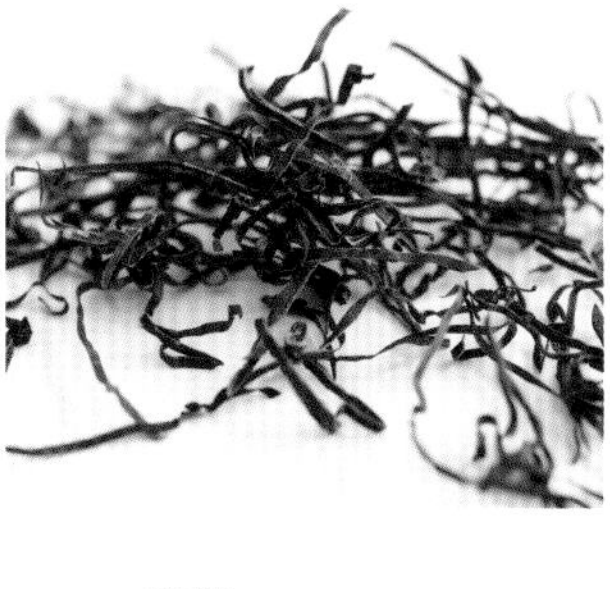

刻み昆布

長ひじき

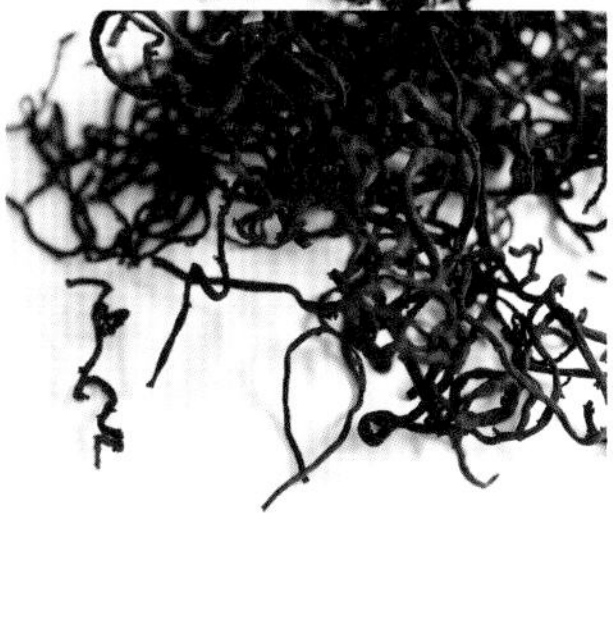

1素材でできるミニおかず

見た目は地味な海藻ですが、歯ごたえや風味は抜群！
調理法次第で、立派な小鉢として大活躍してくれます

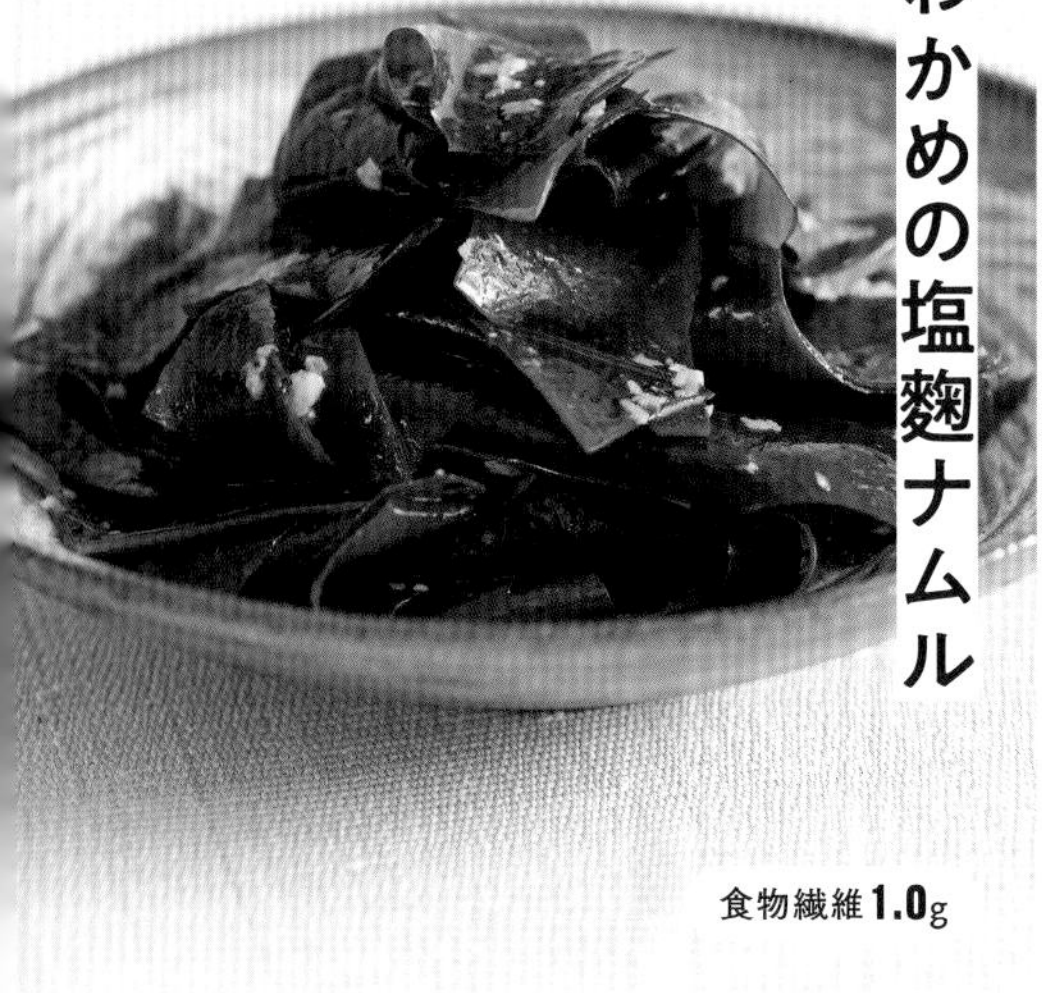

わかめの塩麹ナムル

食物繊維**1.0**g

［材料］ 2人分

わかめ(塩蔵)… 40g(戻して80g)
A(水大さじ1、ごま油小さじ2、
　おろしにんにく1/2かけ分)
塩麹 … 小さじ1

［作り方］

1 わかめはたっぷりの水に5分ひたしたあと、ひと口大に切る。
2 鍋にわかめとAを入れて火にかけ、炒りつける。フタをして弱火で2分蒸し煮し、最後に塩麹を加えてあえ、火を止める。

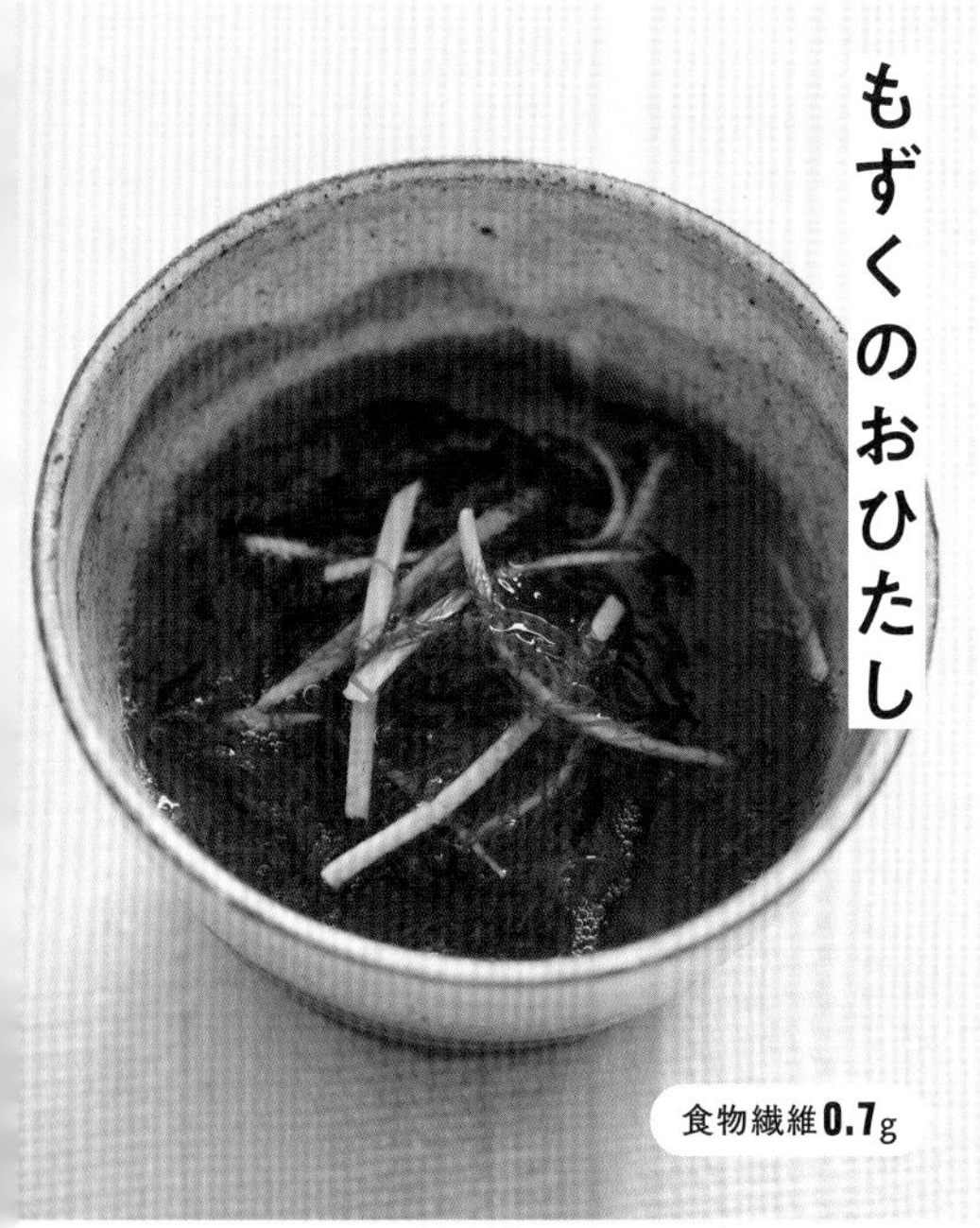

もずくのおひたし

食物繊維**0.7**g

［材料］ 2人分

もずく(味なし)… 80g
A(だし汁1/2カップ、しょうゆ小さじ1、
　しょうがの細切り1かけ分、塩少々)

［作り方］

1 もずくは水けがあればしっかりときる。
2 ボウルにAを入れてよく混ぜ、もずくをひたす。

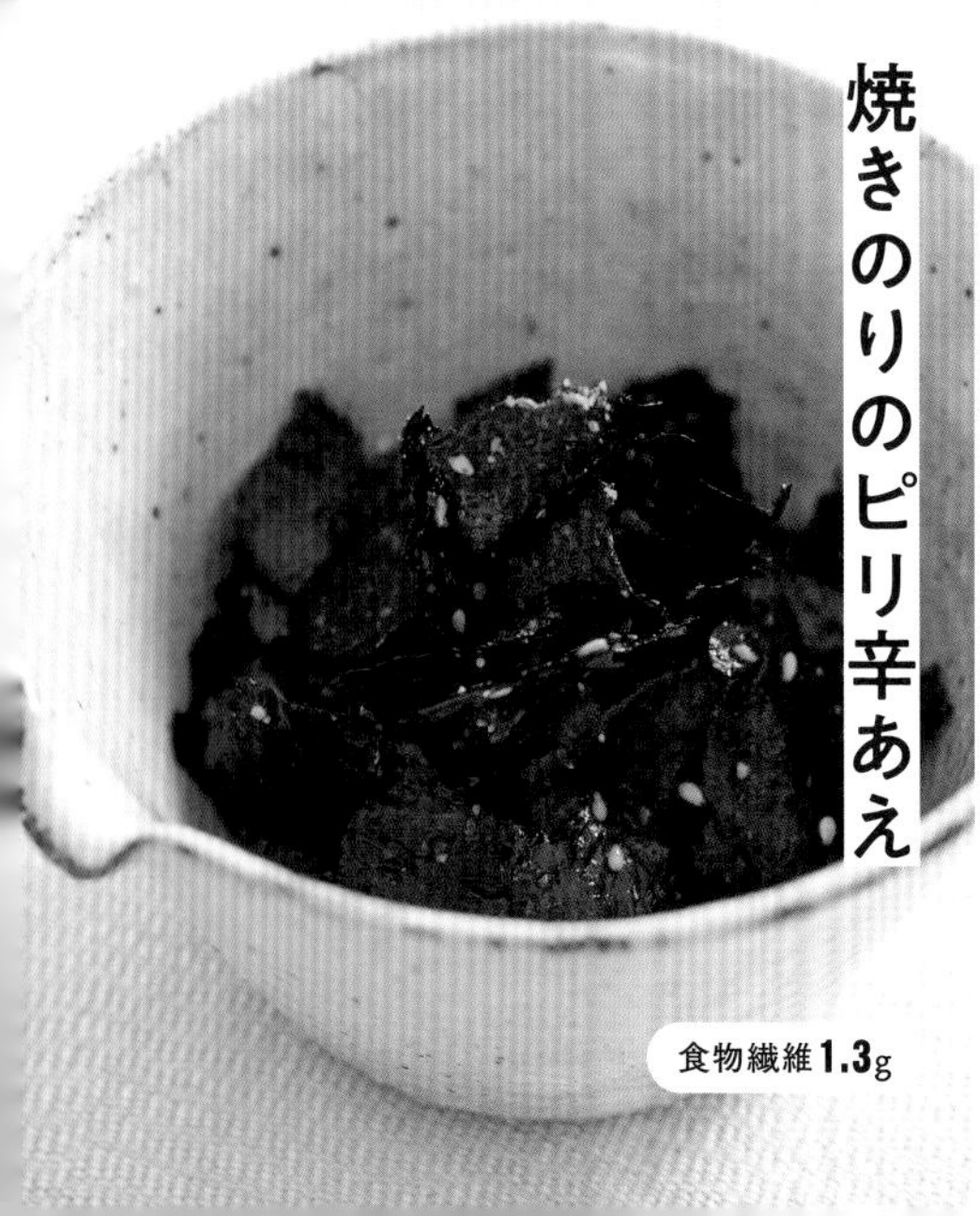

焼きのりのピリ辛あえ

食物繊維**1.3**g

［材料］ 2人分

焼きのり … 全形2枚
A(ごま油大さじ1/2、しょうゆ・白すりごま
　各小さじ1、砂糖小さじ1/3、おろしにんにく少々)
一味唐辛子 … 適量

［作り方］

1 ボウルにAを入れてよく混ぜる。細かくちぎったのりを加えて、全体に味をなじませる。
2 器に盛り、一味をふる。

めかぶの梅おかかあえ

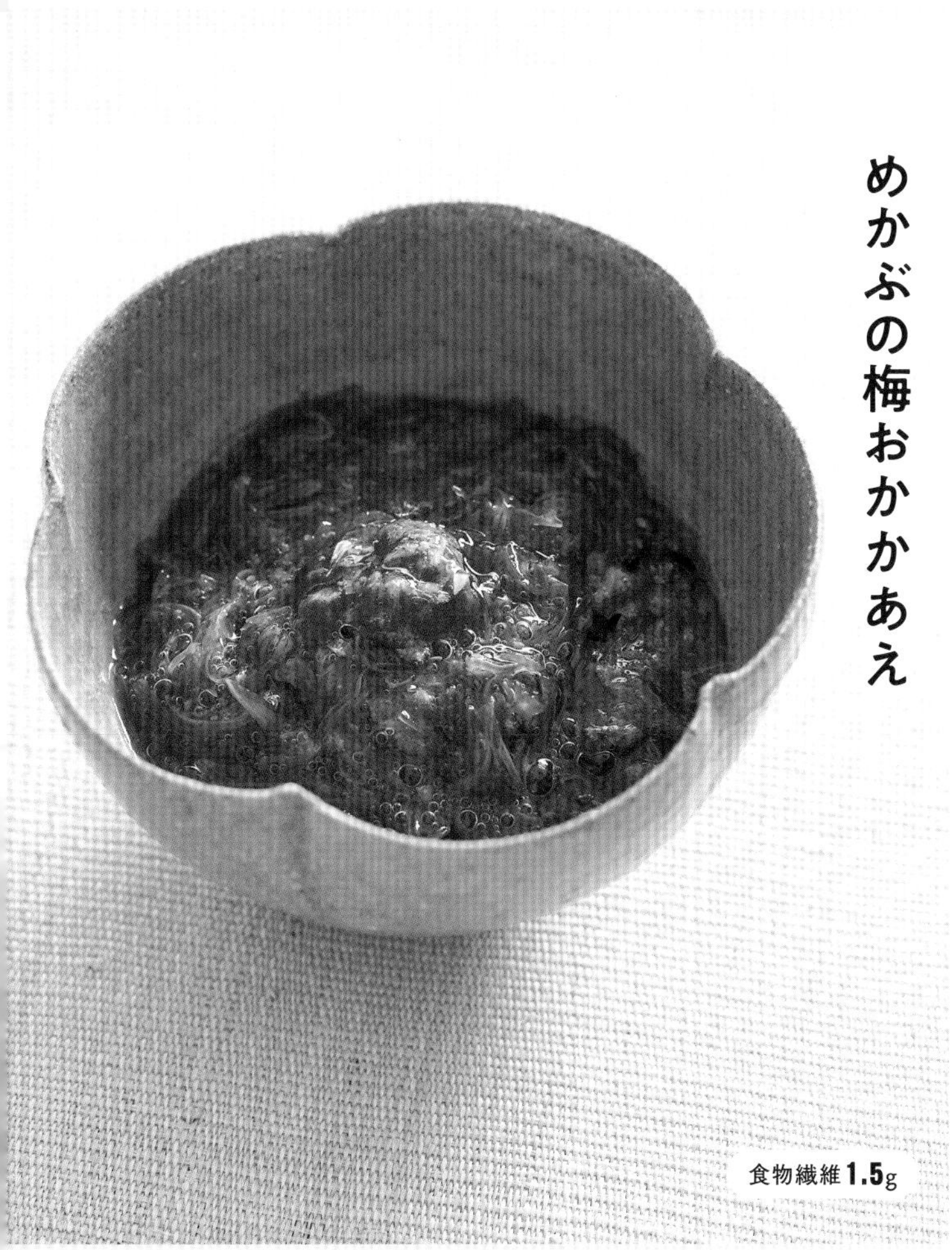

食物繊維**1.5**g

［材料］ 2人分

めかぶ(味なし)…80g
A(水大さじ1、梅肉小さじ1、
　しょうゆ小さじ1/2)
削り節…小1パック(2g)

［作り方］

1 ボウルに**A**を入れて(飾り用に梅肉を少々残しておく)よく混ぜ、めかぶと削り節を加えて、全体にあえる。

2 器に盛り、残しておいた梅肉を添える。

長ひじきのしょうが炒め

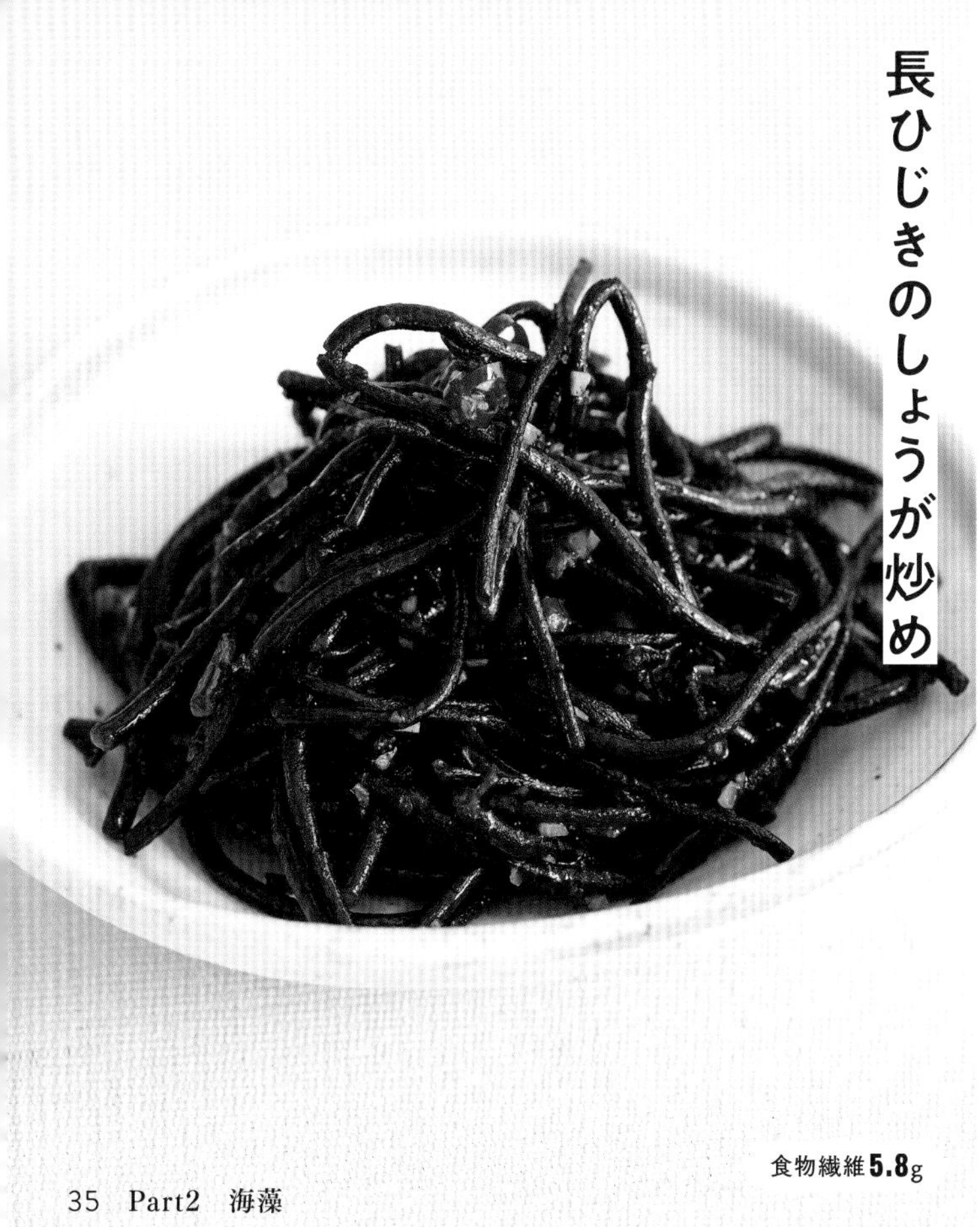

食物繊維**5.8**g

［材料］ 2人分

長ひじき(乾)…20g
しょうがのみじん切り…1かけ分
赤唐辛子の小口切り…1本分
塩…小さじ1/4
オリーブ油…小さじ2

［作り方］

1 ひじきはたっぷりの水にひたして戻し、よく洗って水けをきる。

2 フライパンにオリーブ油を熱し、しょうがと赤唐辛子を炒め、香りが立ったらひじきを加えて炒め合わせる。全体に油が回ったら塩をふり、水大さじ2を入れてフタをし、弱火で2分蒸したあと、最後にざっと炒める。

β-カロテン野菜といっしょに

カロリー控えめで、腸にやさしいサブおかず
箸休めとして、ぴったりです

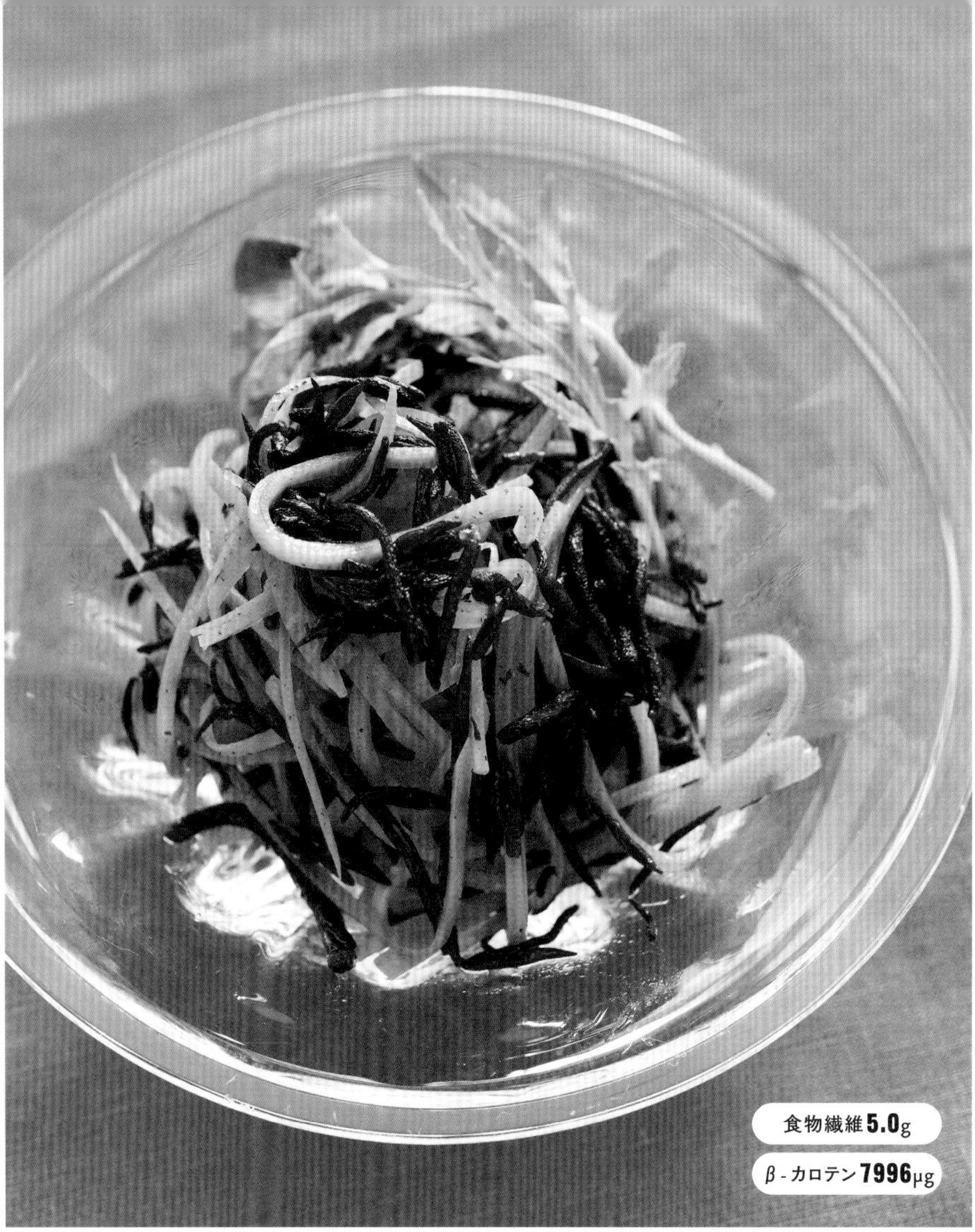

おろし玉ねぎで、味わい増しまし！

ひじきとにんじんのさっぱりサラダ

［材料］ 2人分

芽ひじき(乾)…10g
にんじん…1本
A(酢・オリーブ油各大さじ1、おろし玉ねぎ小さじ1、
塩小さじ1/4、こしょう少々)
ベビーリーフ…少々

［作り方］

1 ひじきはたっぷりの水にひたして戻し、よく洗って水けをきる。にんじんは2～3等分の長さの細切りにする。

2 鍋に湯を沸騰させ、塩少々(分量外) とにんじんを入れて1分ゆでてザルにあげる。同じ湯にひじきを入れて2分ゆでてザルにあげる。

3 ボウルに**A**を入れてよく混ぜ、にんじんとひじきを加えて全体にあえる。

4 器に盛り、ベビーリーフを添える。

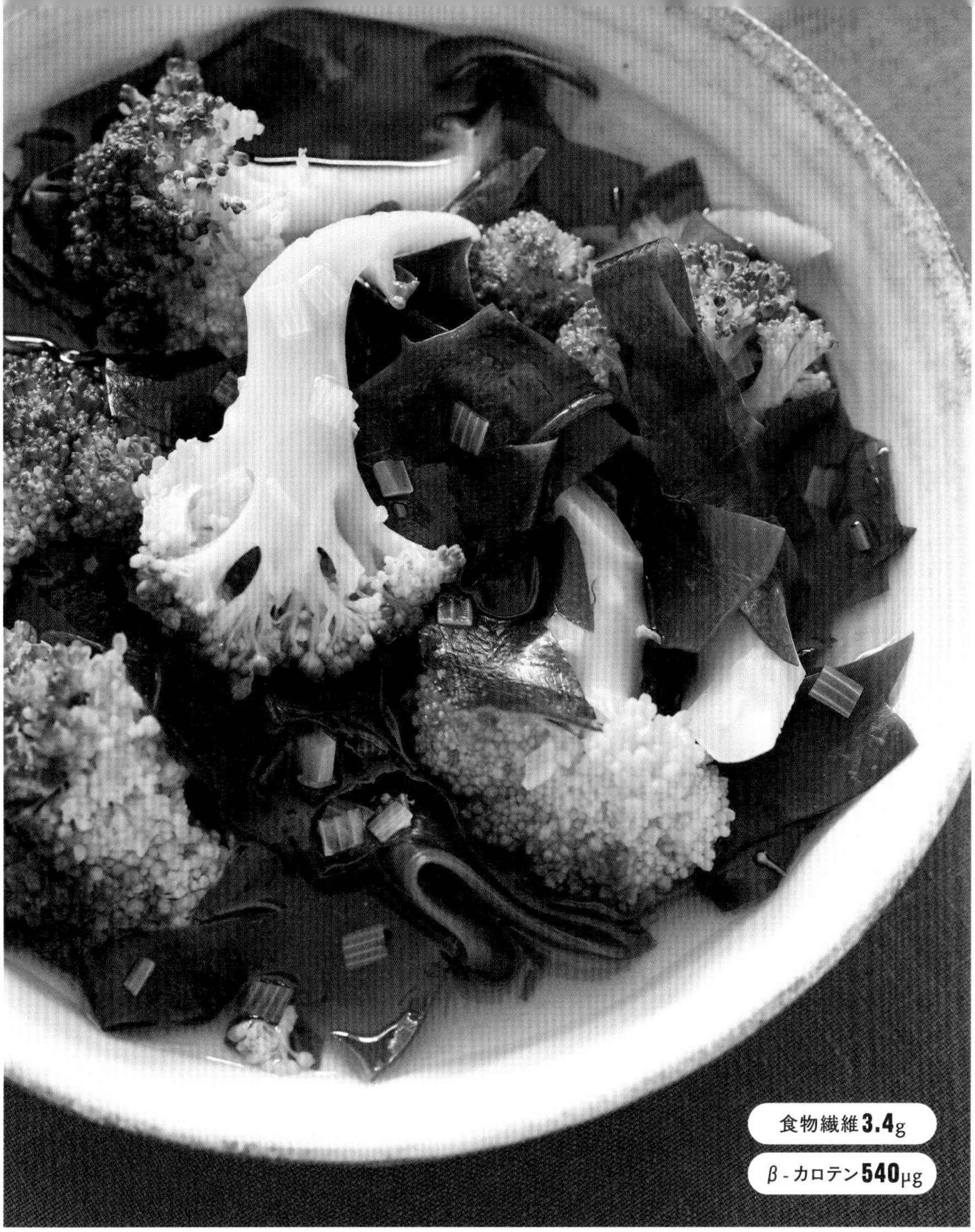

食物繊維**3.4**g

β-カロテン**540**μg

だしをしっかりと効かせた味わい

わかめとブロッコリーの煮びたし

［材料］ 2人分

わかめ（塩蔵）… 40g
ブロッコリー … 1/2個
長ねぎのみじん切り … 5cm分
A（だし汁1カップ、しょうゆ・みりん各小さじ1、
塩小さじ1/4）

［ 作り方 ］

1 わかめはたっぷりの水に5分ひたし、水けをきって食べやすく切る。ブロッコリーは小房に分け、茎は短冊切りにする。

2 鍋に**A**を入れて火にかけ、煮立ったらブロッコリーとわかめを入れる。再び煮立ったら火を止め、長ねぎを入れてそのまま冷ます。

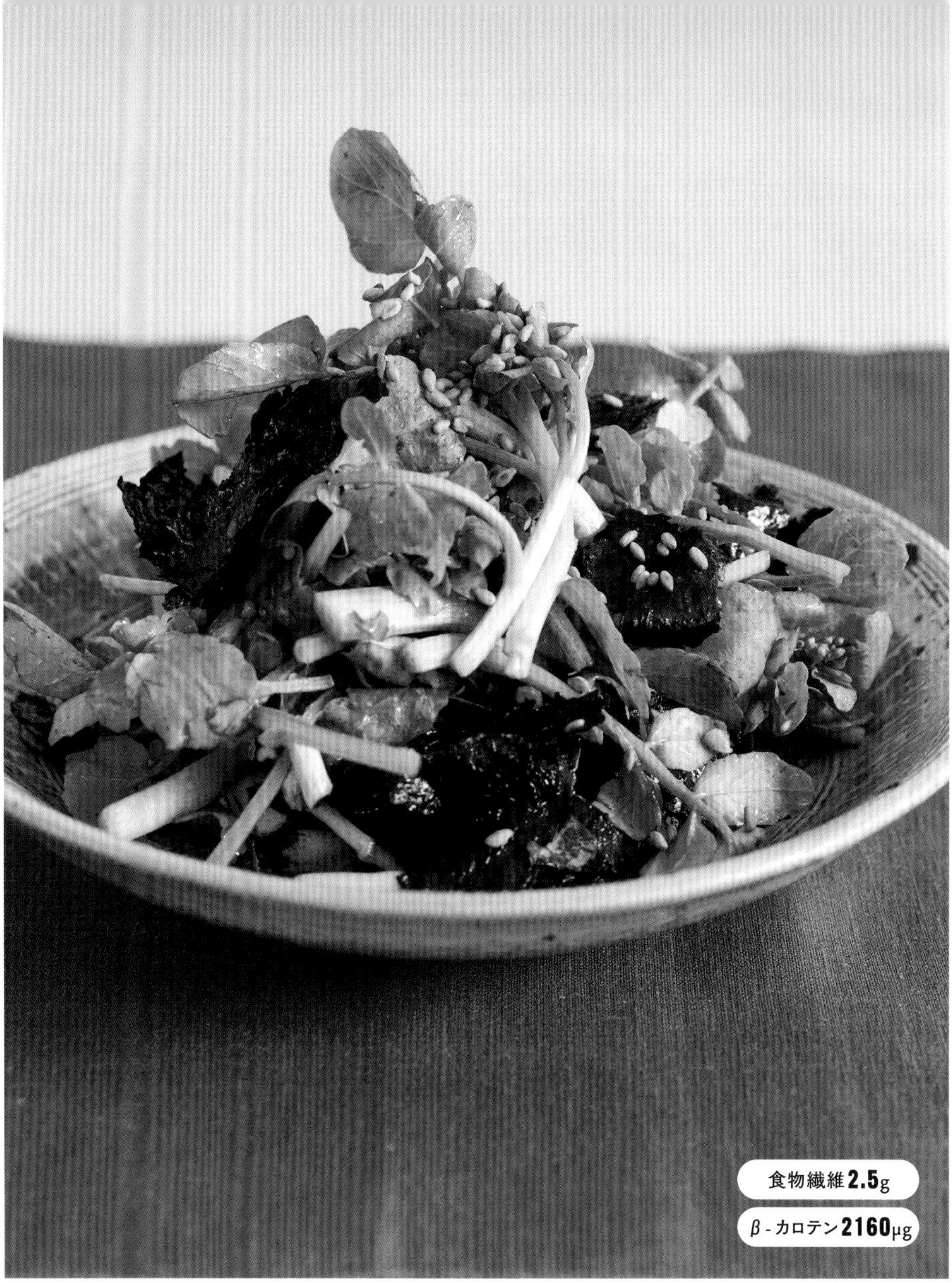

わしわし、わしわし、お箸がすすむ！

のりとクレソンのごま油あえ

［材料］ 2人分

焼きのり（全形）… 2枚
クレソン … 100g
A（ごま油小さじ2、酢小さじ1、塩小さじ1/4）
金いりごま … 小さじ1

［作り方］

1 クレソンは葉をつみ、茎は2〜3cm長さに切る。

2 ボウルにAを入れてよく混ぜ、ちぎったのり、クレソンを加えて全体にあえる。

3 器に盛り、ごまをふる。

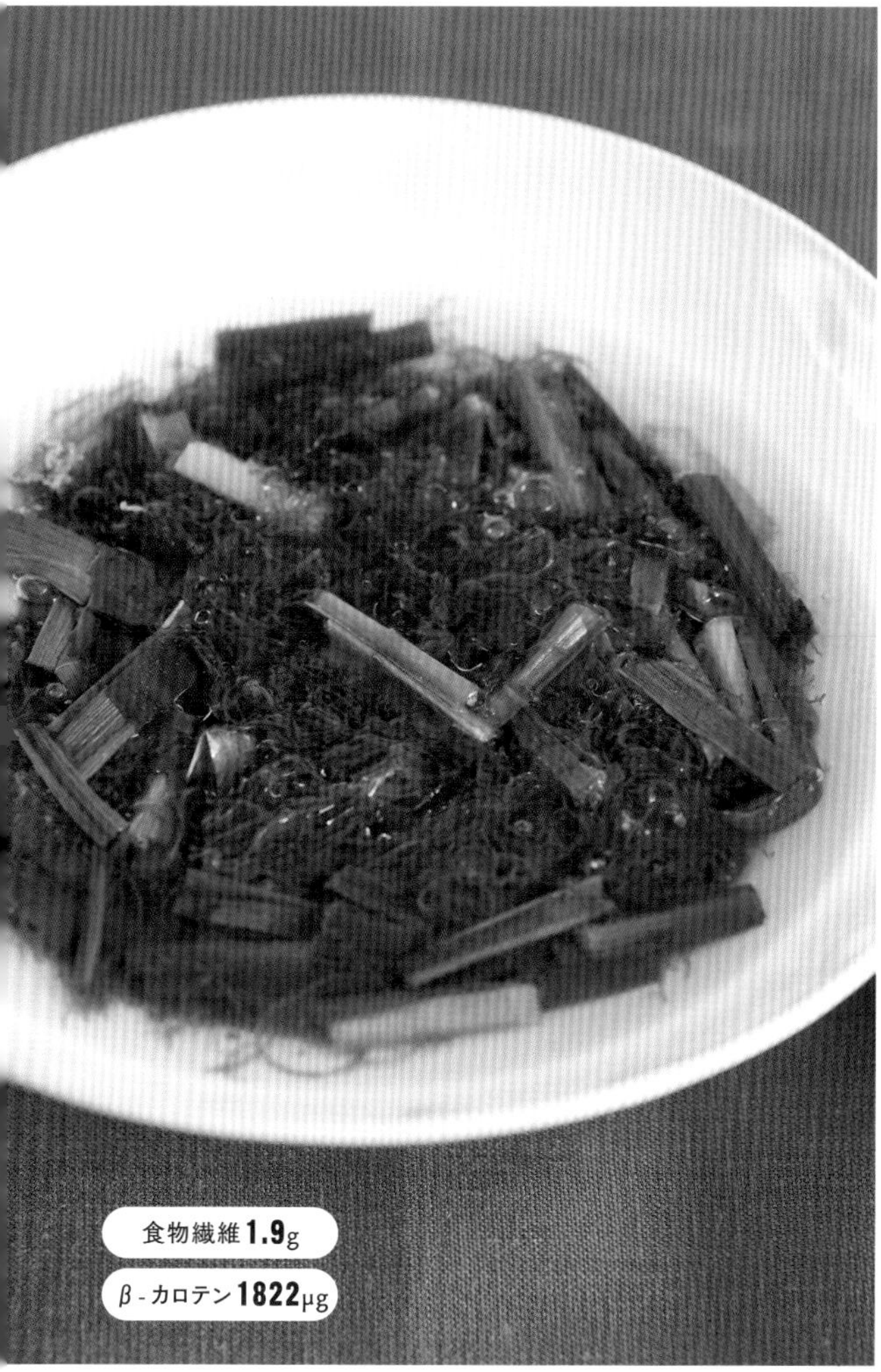

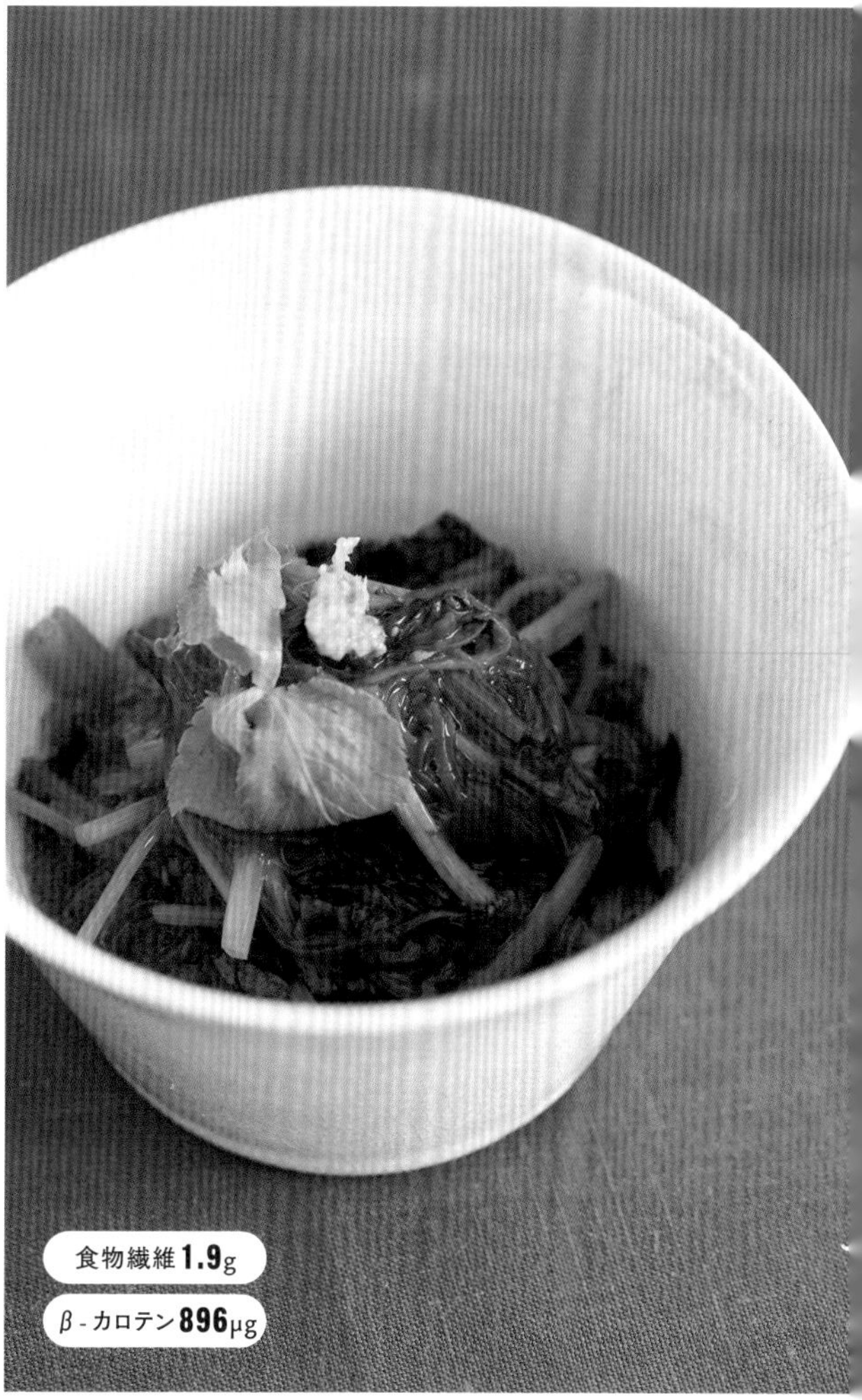

隠しわさびが、ほんのりピリリ

めかぶと三つ葉のわさびあえ

［材料］ 2人分

めかぶ（味なし）… 80g
糸三つ葉 … 50g
A（しょうゆ・水各小さじ1、
練りわさび小さじ1/2）

［作り方］

1 糸三つ葉は3cm長さに切り、耐熱ボウルに入れラップをかけて電子レンジで1分加熱する。

2 ボウルにAを入れてよく混ぜ、めかぶと三つ葉を加えて全体にあえる。

とろみと苦みで、身体の中がすっきり

もずくとニラのスープ

［材料］ 2人分

もずく（味なし）… 80g
ニラ … 1束
A（水1と1/2カップ、中華スープの
素小さじ1/2、塩小さじ1/3）
ごま油 … 小さじ1

［作り方］

1 ニラは2cm長さに切る。

2 鍋にAともずくを入れて火にかけ、煮立ったらニラを加え、ひと煮立ちさせてから火を止める。

3 器によそい、ごま油をかける。

海藻のみずみずしいおいしさとたっぷりのミネラル
これ一皿で、栄養バランスもバッチリです

わかめと豚しゃぶのおかずサラダ

［材料］ 2人分

わかめ（塩蔵）… 40g
豚ロースしゃぶしゃぶ用肉 … 200g
A（酒大さじ1）
トマト … 1個
紫玉ねぎ…1/2個
B（ポン酢じょうゆ大さじ4、
白すりごま大さじ1、えごま油またはごま油
大さじ1/2、おろししょうが1かけ分）
塩 … 少々

［作り方］

1 わかめはたっぷりの水に5分ひたし、水けをきって食べやすく切る。豚肉はAをまぶしておく。トマトはひと口大に、紫玉ねぎは薄切りにして空気に10分さらすⓐ。Bはよく混ぜておく。

2 鍋に湯を沸かし塩を入れ、豚肉を1枚ずつ入れて火を通しⓑ、ザルにあげる。

3 器にわかめ、紫玉ねぎ、トマト、豚肉を盛り合わせ、Bを回しかける。

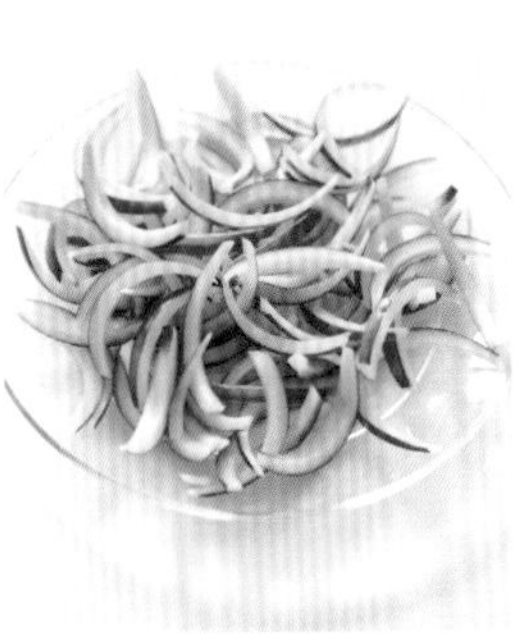

ⓐ生の玉ねぎに豊富に含まれる硫化アリルは血液をサラサラにしてくれる有効成分。切ってからしばらくおくと、その効果がさらにアップする。

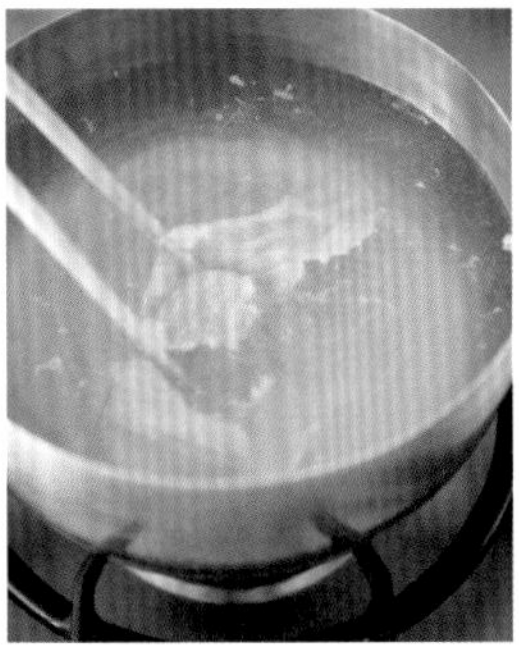

ⓑ肉をゆでるときは、沸騰しない程度の温度の湯でやさしく火を通すと、口当たりが柔らかく仕上がる。

これでワンランクアップ！

豚肉と玉ねぎの組み合わせは疲労回復に威力を発揮。火を通すのは豚肉だけだから、忙しい日の栄養補給におすすめです。具を混ぜながらいただきましょう。

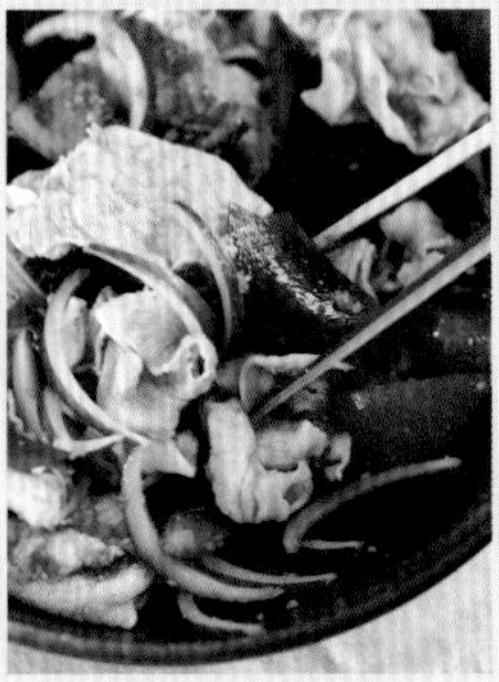

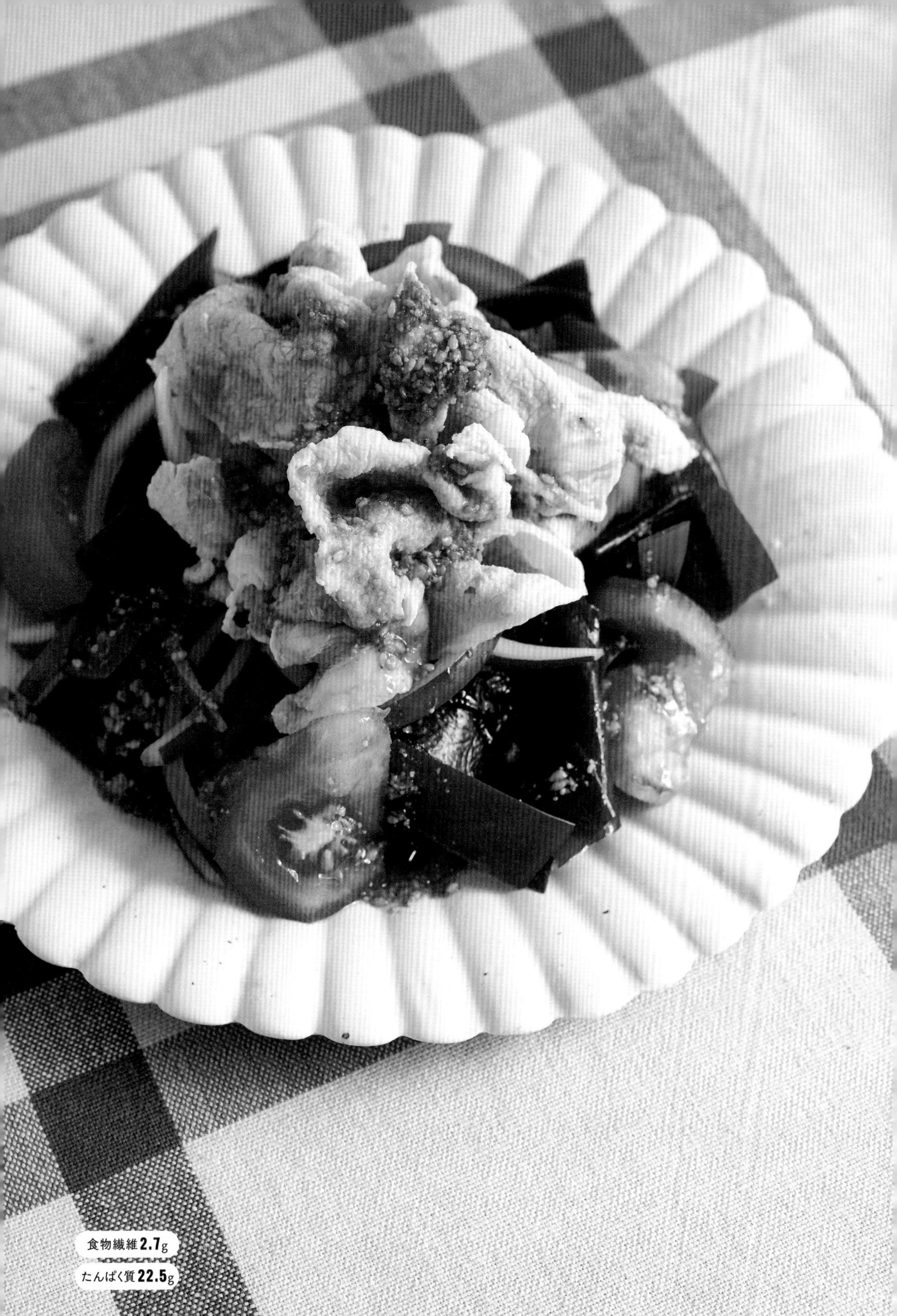

食物繊維**2.7**g

たんぱく質**22.5**g

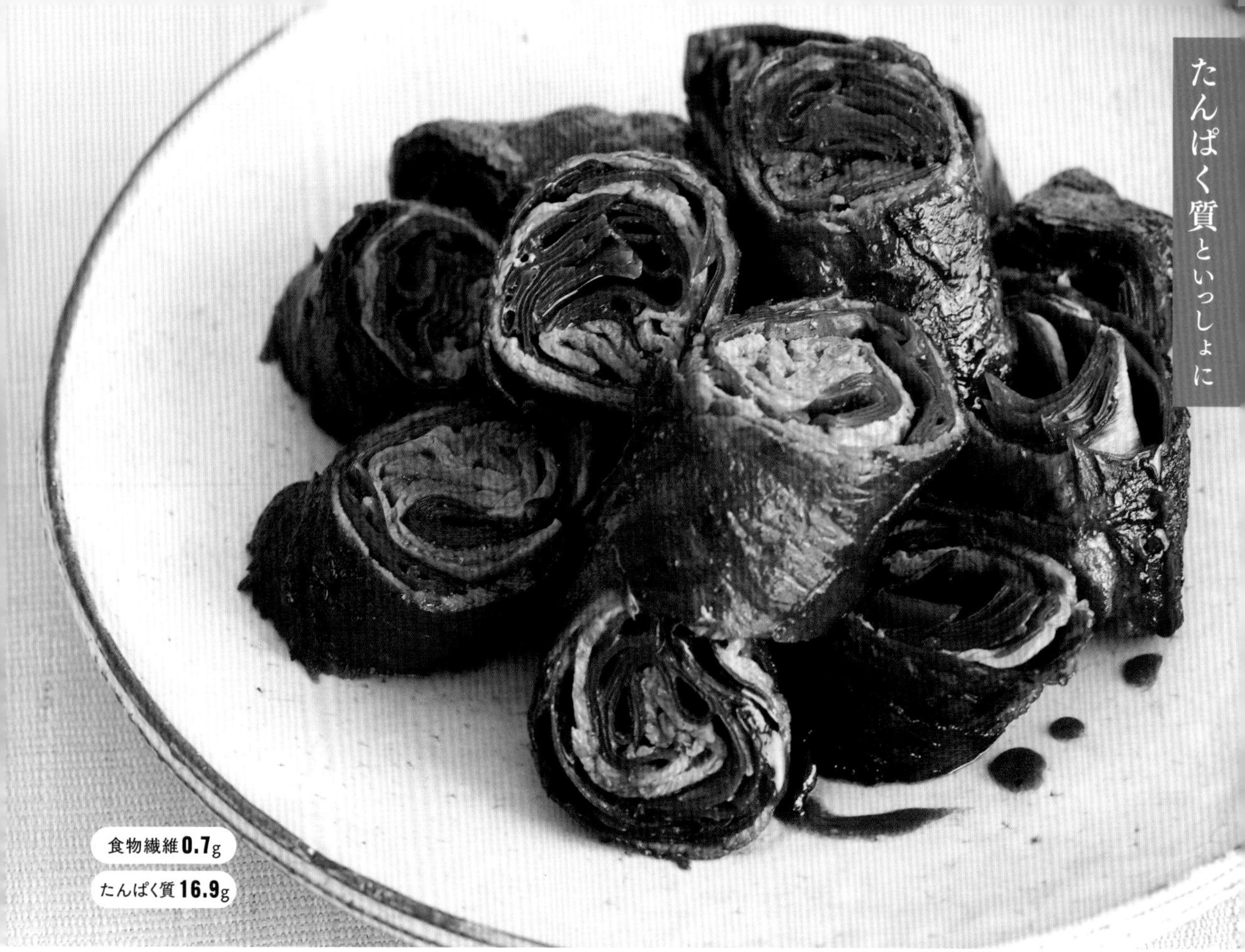

食物繊維**0.7**g

たんぱく質**16.9**g

とろ〜りわかめが、ソースのよう！

わかめの牛肉巻き照り焼き

［材料］ 2人分

わかめ（塩蔵）… 40g
牛もも薄切り肉 … 8枚
A（おろしにんにく1/2かけ分、酒大さじ1）
小麦粉 … 適量
B（しょうゆ・酒各大さじ1、砂糖・みりん各大さじ1/2）
植物油 … 大さじ1/2

［ 作り方 ］

1 わかめはたっぷりの水に5分ひたし、水けをきって食べやすく切る。牛肉に**A**をまぶす。

2 ラップの上に小麦粉を薄くふり、牛肉を2枚1組にして縦長に並べ、端を少し重ねておく。4等分に分けたわかめを、肉の向こう側を3cmくらい残して肉の上に広げ、手前からくるくる巻く。これを計4個作る。

3 フライパンに油を熱し、肉の巻き終わりを下にして入れ、時々ころがしながら5〜6分焼く。

4 フライパンの油をふき、**B**を加えて照りよく煮からめる。食べやすく切って、器に盛る。

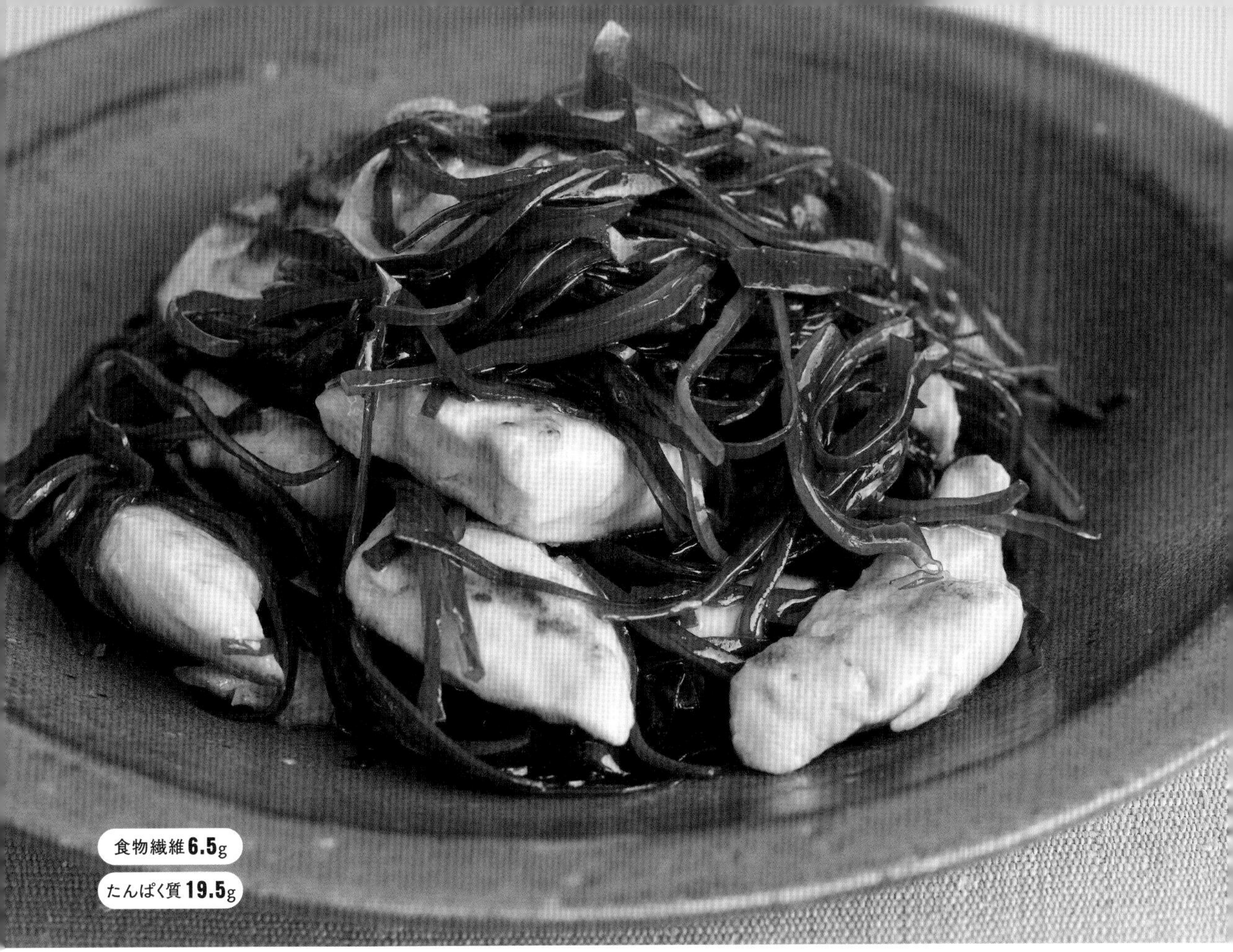

昆布は具であり、だしであり、のスピードおかず

切り昆布とささみの塩炒め

［材料］ 2人分

切り昆布 … 100g
鶏ささみ … 4本
A（酒・しょうが汁各小さじ1、しょうゆ小さじ1/2）
B（水大さじ1/2、ごま油小さじ1/2、塩・砂糖各小さじ1/3、片栗粉小さじ1/4、こしょう少々）
片栗粉 … 小さじ1
植物油 … 大さじ1/2

［ 作り方 ］

1 切り昆布はざく切りにする。ささみはひと口大のそぎ切りにしてAをまぶす。Bはよく混ぜておく。

2 フライパンに油を熱し、ささみに片栗粉をまぶして炒める。表面に火が通ったら、切り昆布を加えて炒め合わせる。

3 切り昆布から湯気が立ってきたら、Bを加えて全体に炒め合わせる。

のり、梅、しその組み合わせは黄金トリオ
お弁当にもぴったりのおかず

あじの梅磯辺焼き

［材料］ 2人分

焼きのり(全形) … 2枚
あじ(3枚おろし) … 2尾分
A(塩小さじ1/2)
梅肉 … 小さじ2
青じそ … 8枚
B(小麦粉・水各大さじ1)
植物油 … 大さじ1

［ 作り方 ］

1 のりは十字に4等分する。あじは縦斜め半分に切り、Aをふって10分おき、水けをふく。

2 のり1枚に青じそ1枚、あじ1切れをのせ、あじの上に梅肉を等分にぬり、くるりと巻いて包むⓐ。これを計8個作り、それぞれにBをからめるⓑ。

3 フライパンに油を熱し、2の磯辺巻きを入れ、両面を3分ずつ焼く。

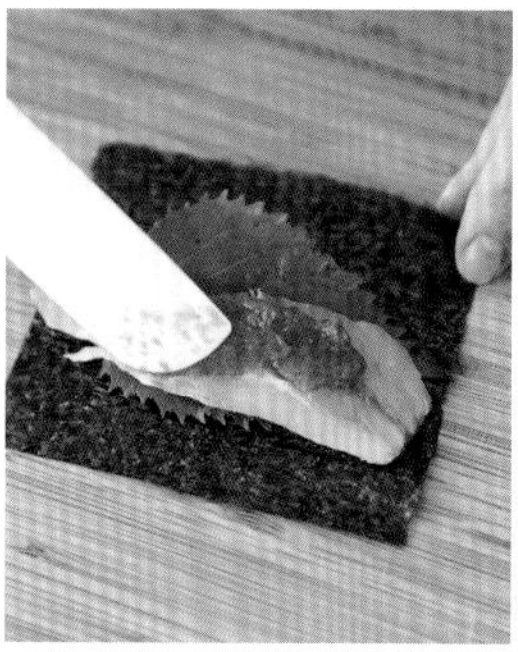

ⓐ十字に切ったのりのサイズが巻きやすく、食べやすい。梅肉の量は、梅干しの塩分によって調整する。

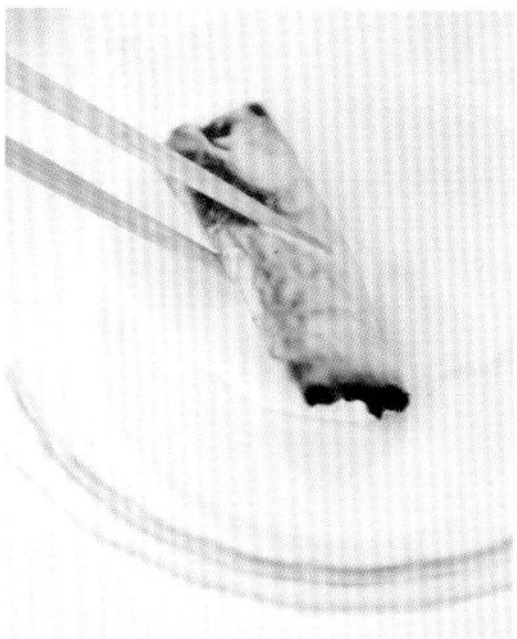

ⓑ磯辺巻き全体に小麦粉水をからめることで、焼いているときにのりがはがれるのを防ぐ。さっとつける程度で十分。

これでワンランクアップ!

代表的なうまみ成分であるイノシン酸、グルタミン酸、グアニル酸。のりには、この3つが絶妙のバランスで含まれています。食材をのりで巻くだけでうまみ爆発!

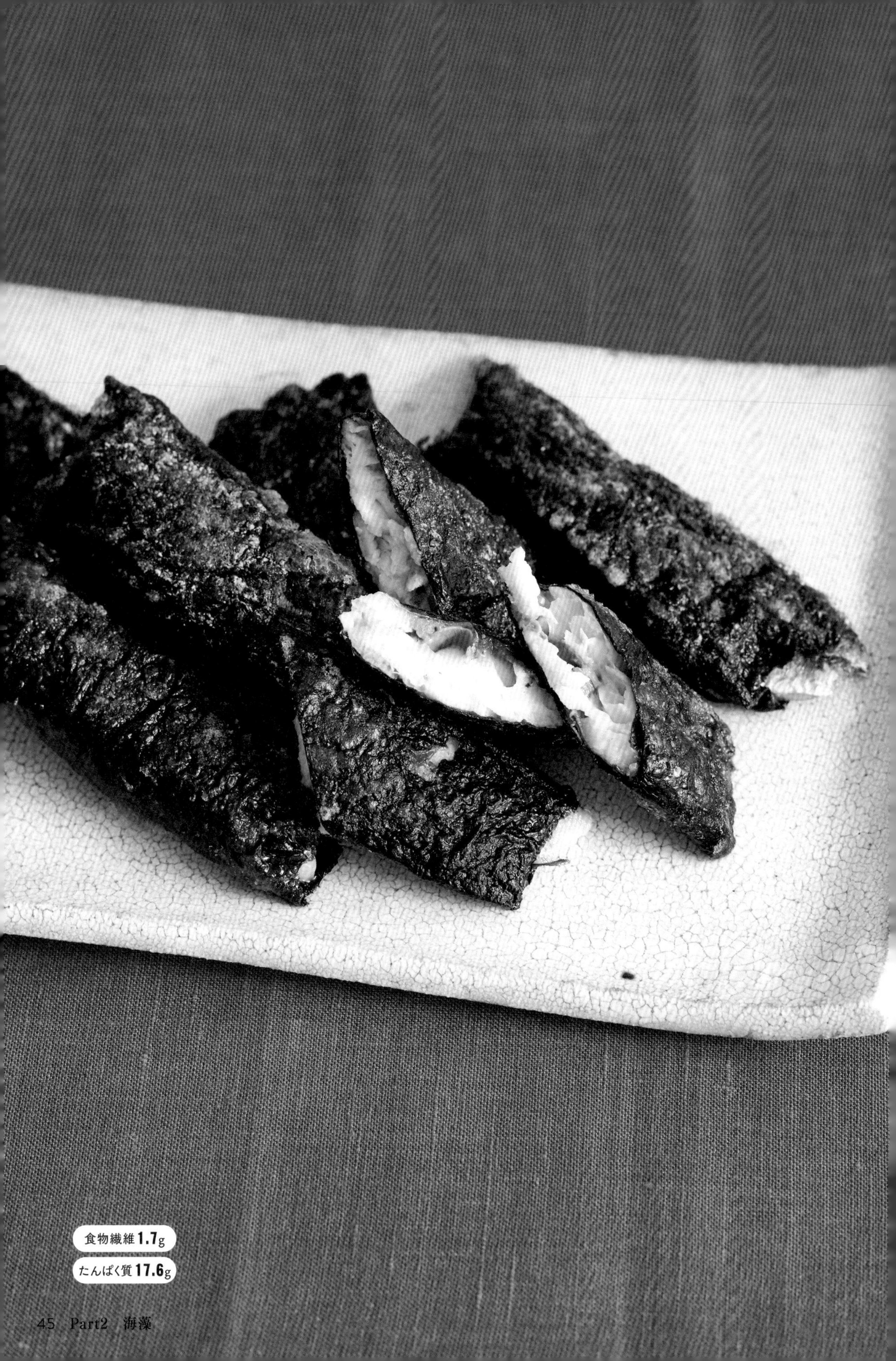

食物繊維 **1.7**g

たんぱく質 **17.6**g

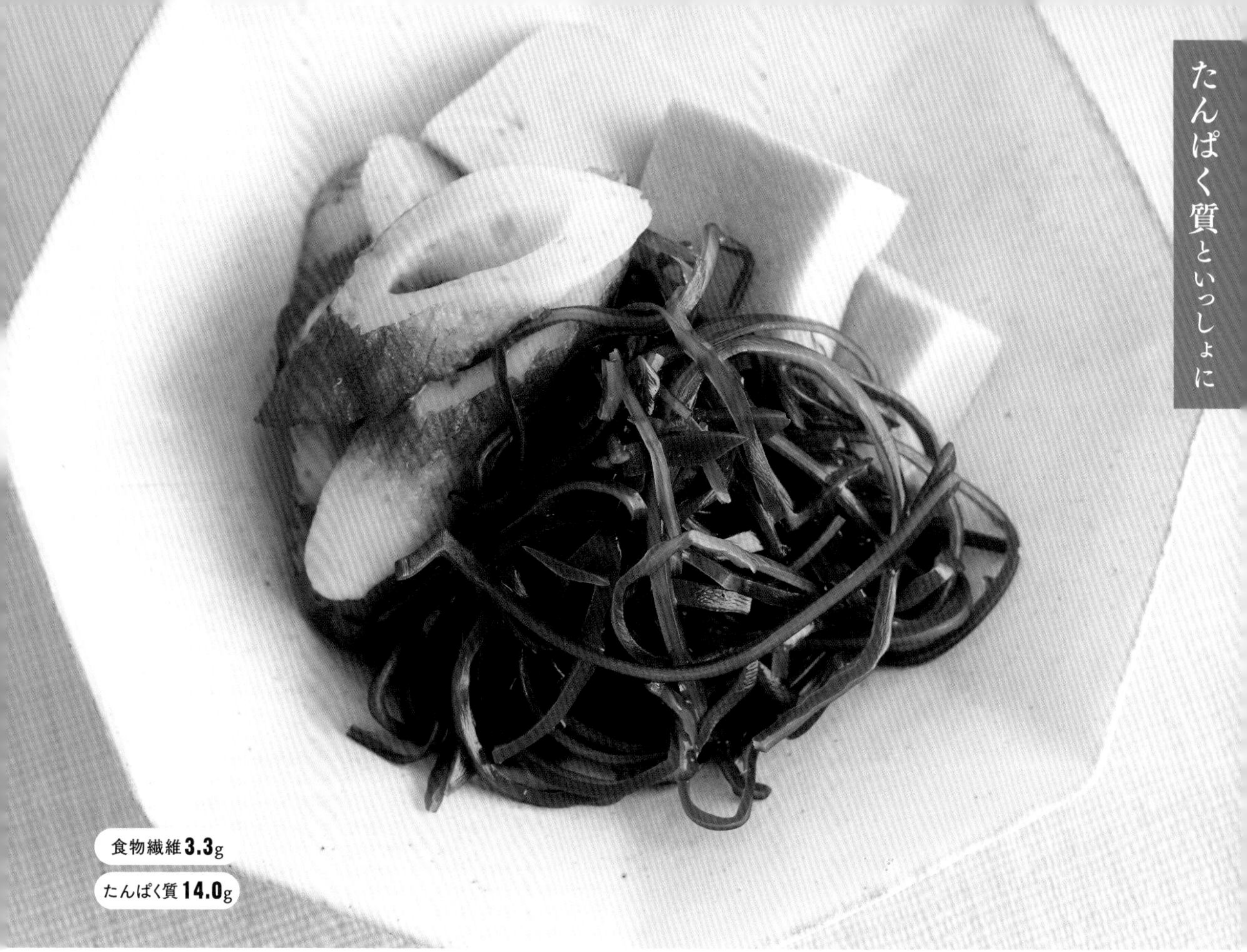

食物繊維3.3g
たんぱく質14.0g

昆布ならではの、だしのうまみを堪能できます

刻み昆布と高野豆腐の煮物

［材料］ 2人分

刻み昆布(乾) … 15g
高野豆腐 … 2枚
ちくわ … 2本
だし汁(刻み昆布の戻し汁1/2カップ+だし汁1/2カップ) … 1カップ
A(酒・みりん・砂糖各大さじ1、しょうゆ小さじ1、
塩小さじ1/3)

［作り方］

1 刻み昆布は洗って2カップの水で表示通り戻す。高野豆腐も表示通り戻してしっかりと水けを絞り、4等分に切る。ちくわは斜め薄切りにする。

2 鍋にだし汁、**A**、刻み昆布を入れて火にかける。煮立ったら高野豆腐とちくわを加え、落としぶたをして15分煮る。

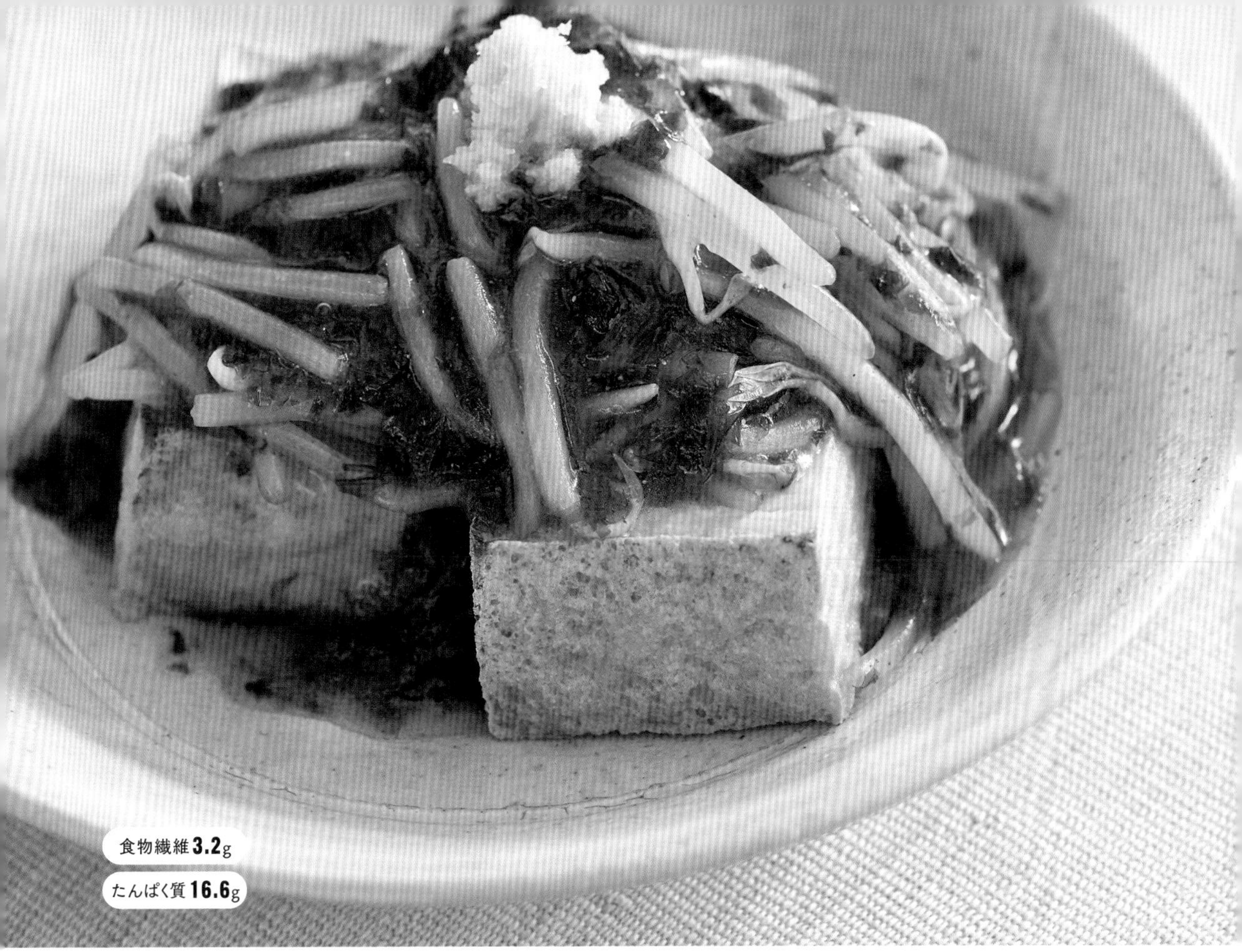

シャキシャキもやしと磯の香りを満喫

厚揚げのあおさあんかけ

［材料］ 2人分

あおさのり(乾) … 5g
厚揚げ … 1枚
もやし … 1袋
カレー粉 … 小さじ1/2
だし汁 … 1カップ
A（しょうゆ小さじ2、みりん小さじ1、塩小さじ1/2）
B（だし汁または水大さじ2、片栗粉大さじ1）
おろししょうが … 1かけ分
植物油 … 小さじ1

［作り方］

1 あおさは水にくぐらせて水けを絞る。厚揚げはグリルかオーブントースターでこんがりと焼き、食べやすく切る。Bはよく混ぜておく。

2 フライパンに油を熱し、もやしを透き通るまで炒める。カレー粉をふり入れてさらに炒め、だし汁とAを加える。煮立ってきたら、1のあおさとBを入れて、混ぜながら煮立て、とろみがついたら火を止める。

3 器に1の厚揚げをのせて、2をかけ、しょうがをのせる。

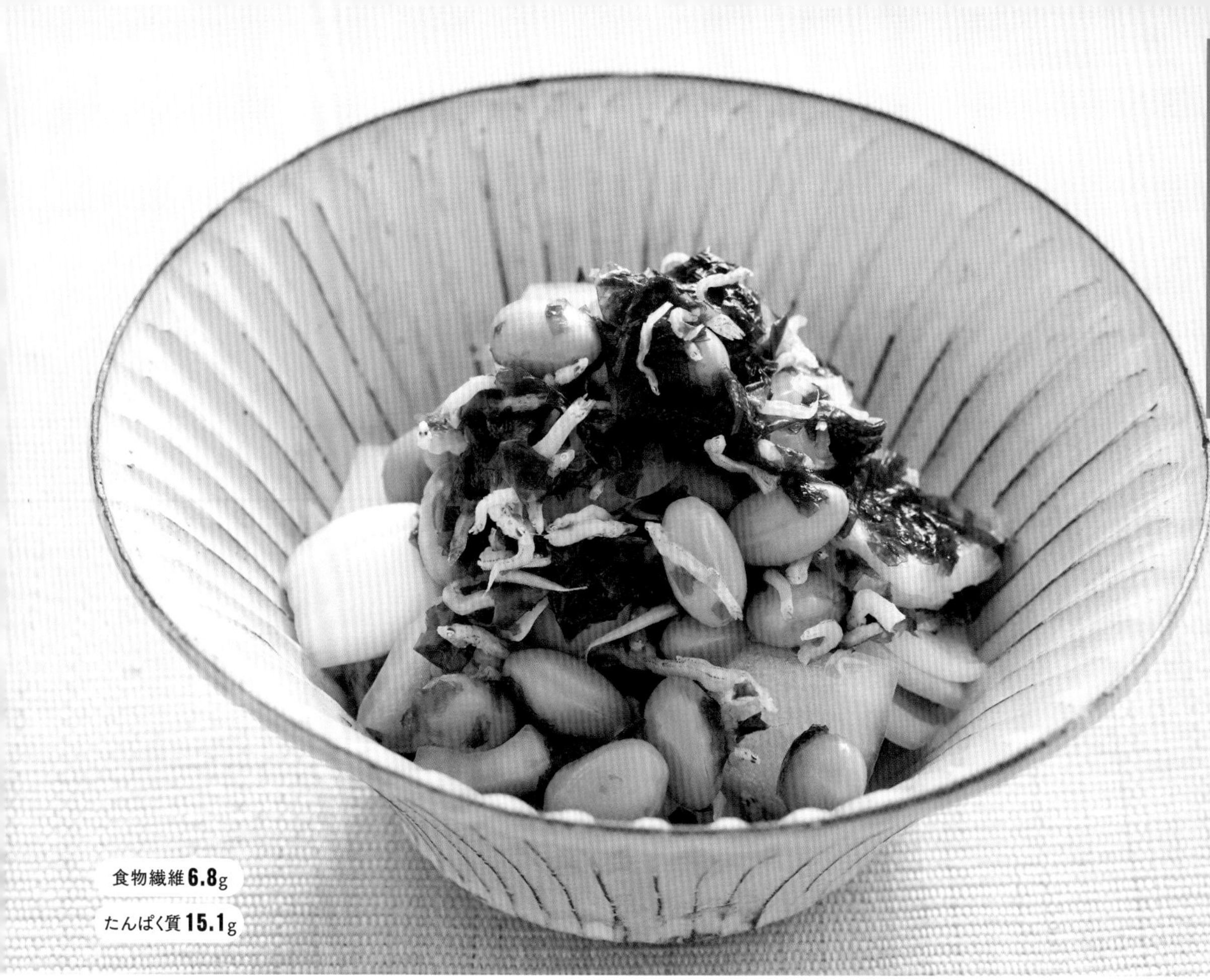

新玉ねぎでぜひ作りたい逸品！

あおさと大豆の甘酢あえ

［材料］ 2人分

あおさのり（乾）… 5g
玉ねぎ … 1/2個
蒸し大豆 … 120g
ちりめんじゃこ … 20g
A（水大さじ4、酢大さじ2、はちみつ大さじ1、塩小さじ1/3）

［作り方］

1 あおさは水にくぐらせて水けを絞る。玉ねぎは2cmの角切りにする。

2 材料のすべてをあえる（新玉ねぎでない場合は、辛味を抑えるためしばらく漬け込んでおく）。

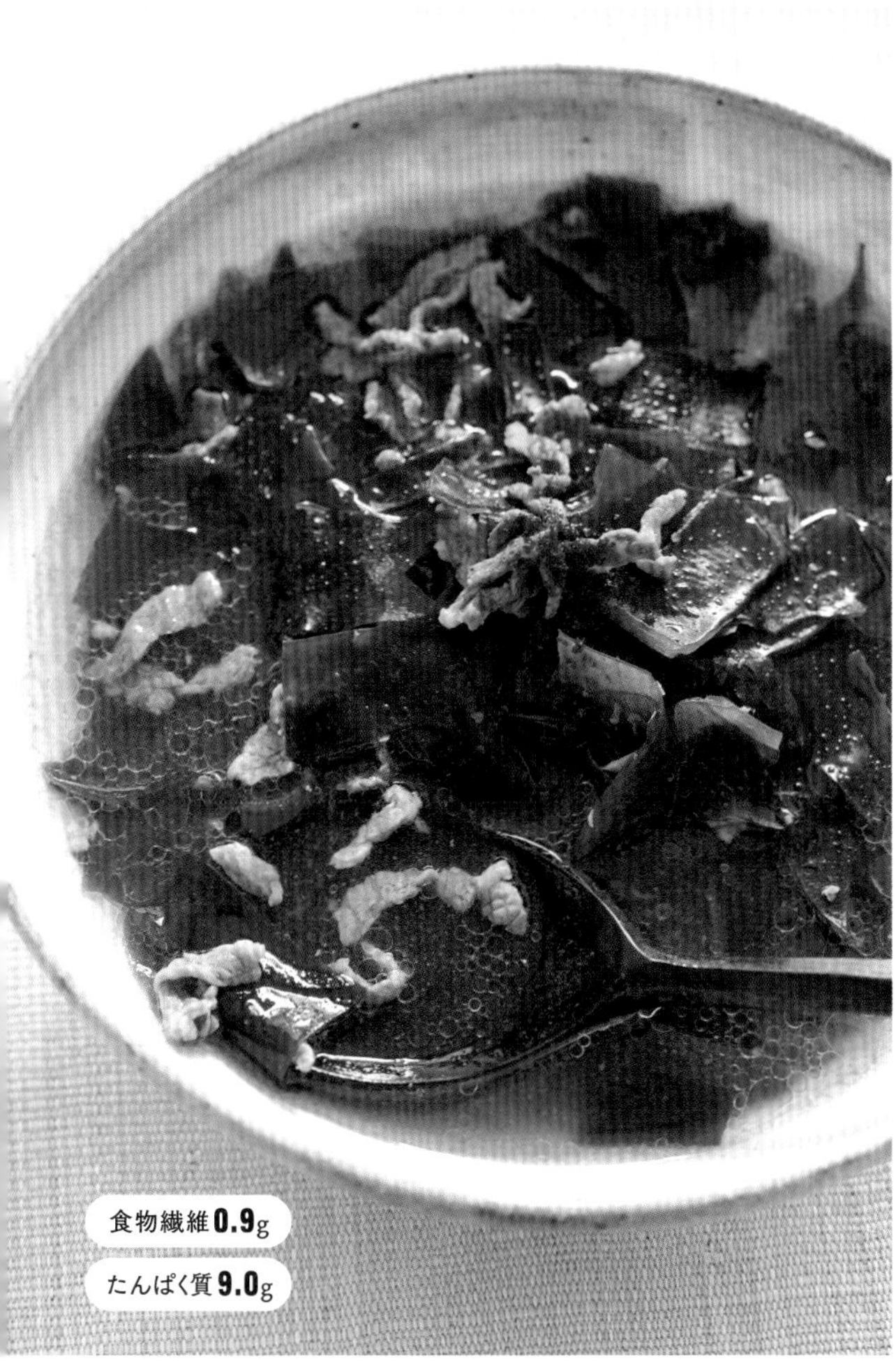

食物繊維0.9g
たんぱく質9.0g

牛肉はだし!の、ガツンスープ

わかめと牛肉の韓国スープ

［材料］ 2人分

わかめ(塩蔵) … 50g
牛切り落とし肉 … 100g
A(おろしにんにく1かけ分、
　しょうゆ小さじ1、塩小さじ1/4、
　こしょう少々)
ごま油 … 大さじ1
粗びき赤唐辛子(あれば) … 適量

［作り方］

1 わかめはたっぷりの水に5分ひたし、水けをきってひと口大に切る。牛肉は3cm長さの細切りにする。

2 フライパンにごま油、わかめ、牛肉、Aを入れ、混ぜて火にかけ、フツフツしてきたら水3カップを加える。煮立ったらアクを除き、弱火で15分煮る。

3 器に盛り、あれば赤唐辛子をふる。

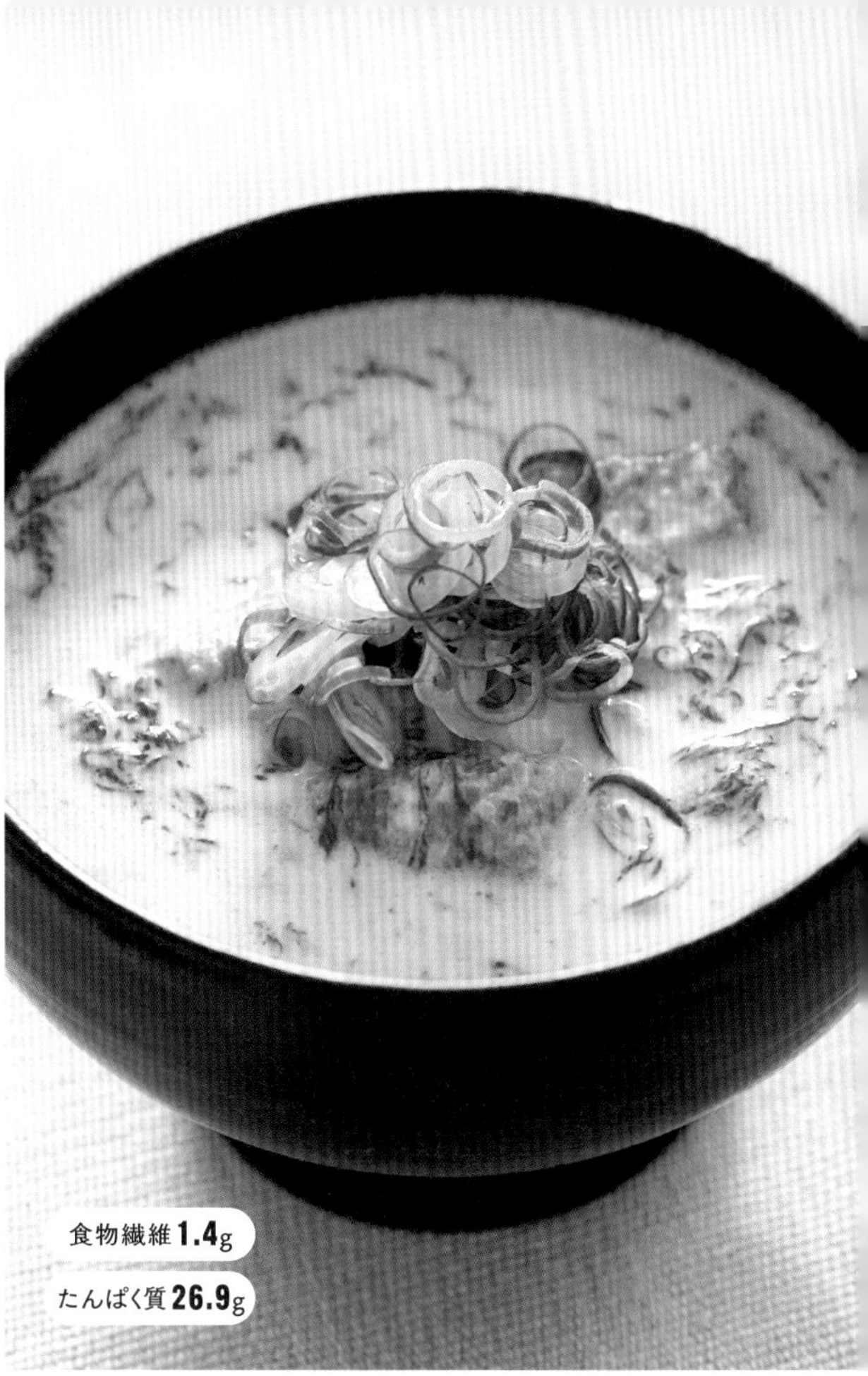

食物繊維1.4g
たんぱく質26.9g

和風シチューのような深い味わい

もずくと鮭缶の豆乳汁

［材料］ 2人分

もずく(味なし) … 50g
鮭水煮缶 … 1缶(190g)
おろししょうが … 1かけ分
豆乳(成分無調整) … 1と1/2カップ
みそ … 大さじ1
わけぎの薄い小口切り … 1本分

［作り方］

1 鍋に鮭、缶汁、しょうがを入れて火にかけ、煮立ったらもずく、豆乳を加えて温める。

2 みそを溶き入れ、煮立ったら火を止め、器によそい、わけぎをのせる。

私の体重管理法

身体を動かす。太りすぎない、やせすぎない。

年を重ねたからこそ〝食事制限でやせる〟ことはしません。仕事のある日は、立ちっぱなしで料理をするからちゃんと食べないと力が出ないし、それに〝ほどほどの肉づき〟がちょうどいいんじゃないかな。

そのかわり、足腰はちゃんと鍛えています。仕事のない日は早起きして、1時間くらいウォーキングに行きます。手足を大きく動かして、公園まで早歩き。そこでラジオ体操やスクワットをして戻ってきます。

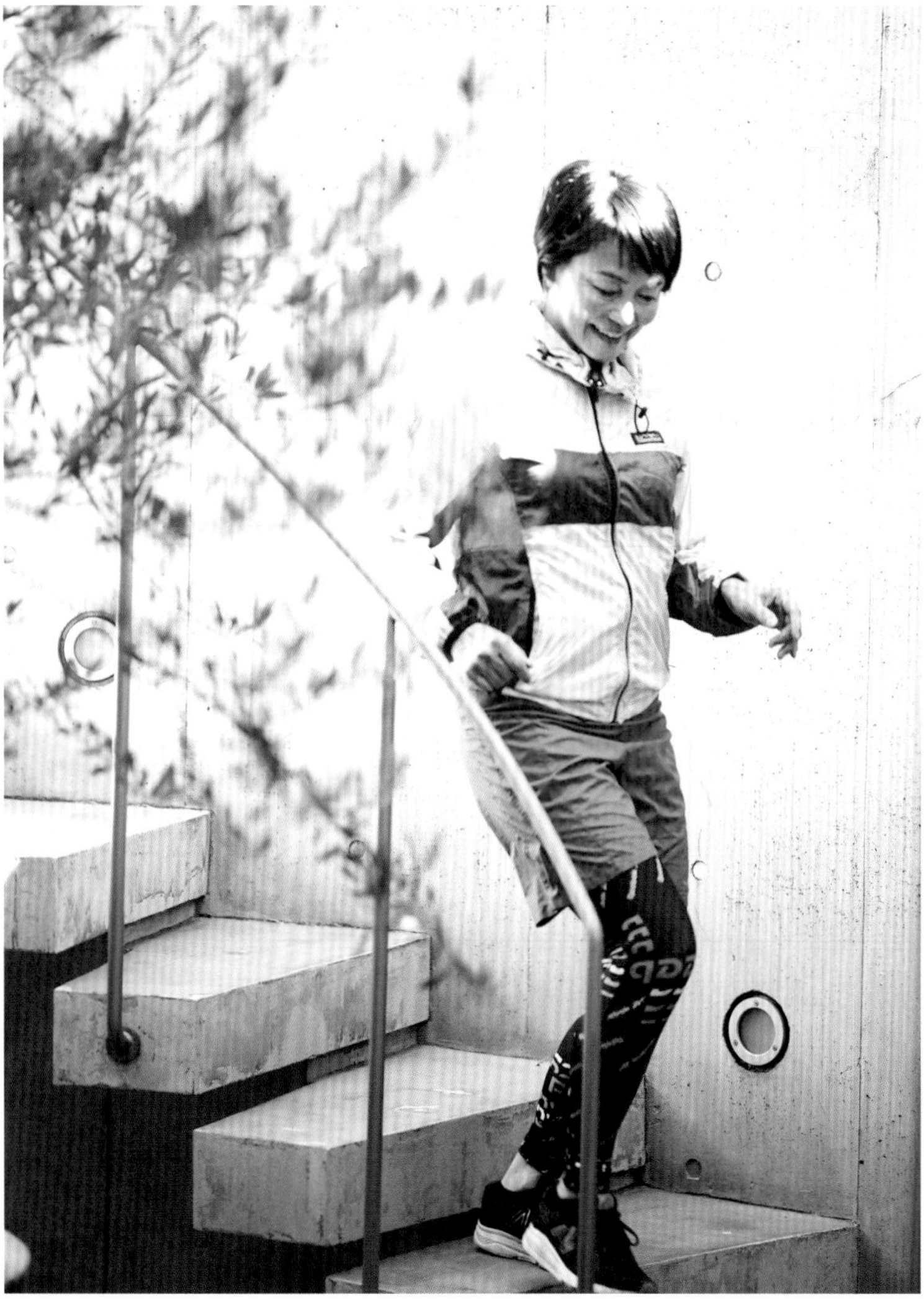

Part 3
ネバネバ食材

ネバネバ、ぬるぬるといった粘液成分は
さまざまな食材、とくに多くの野菜に見られます
ぬめり成分には、腸をきれいにするパワーと共に
それぞれに独特の風味と歯ごたえがあるのが魅力
本書では、いも類、緑黄色野菜、きのこ類の中から
ぬめり成分のある食材、6種類を紹介します

ネバネバの特長と扱い方のコツ

長いもやオクラなどに含まれるネバネバ成分は、一般的にムチンといわれてきましたが、本来ムチンは植物性の成分には使わないので、そのまま「ネバネバ」と呼びます。このネバネバは水溶性食物繊維の一種で、胃の粘膜を保護し、腸内環境を整えてくれます。

ネバネバ成分にはたんぱく質の消化・吸収を助け、糖を包みこむ性質があるので、結果的に腸内での糖の吸収を抑えて血糖値の上昇を穏やかにするという働きもあります。

ネバネバパワーが一番威力を発揮するのは生の状態ですが、煮たり焼いたりすると量がとれるので、生と加熱、両方楽しむのがおすすめ。1日50gを目安にしましょう。

細かく切るとネバネバパワーはアップ

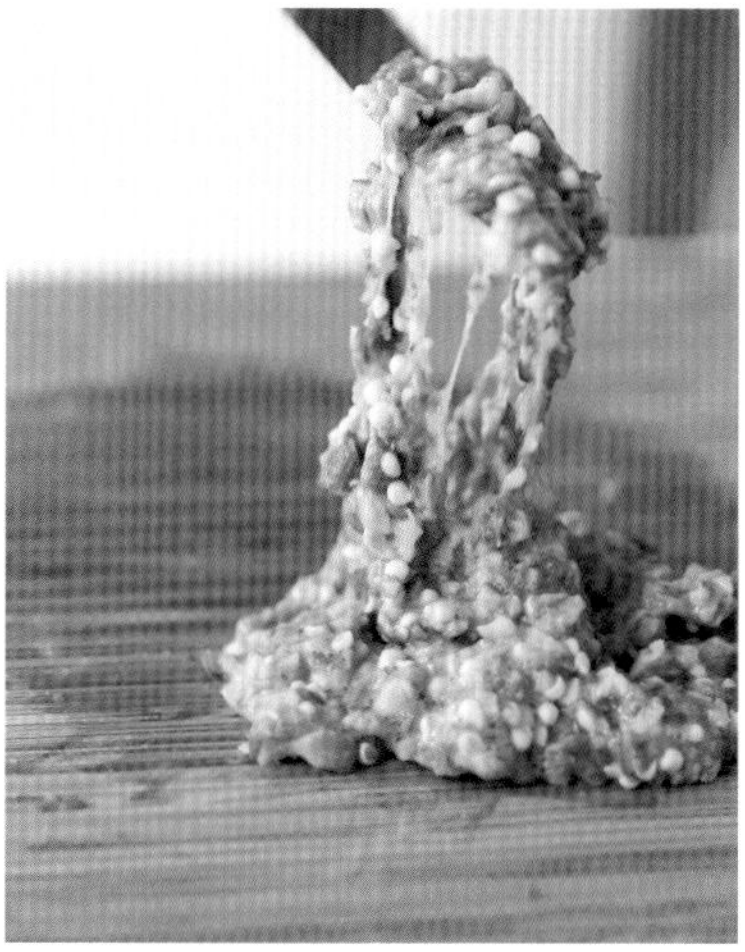

みじん切りにすると、切れば切るほど細胞壁が壊れてそこからネバネバ成分が飛び出てくるので粘りがより強くなる。さらに水を加えるとネバネバ成分が水に溶けるため、ネバネバパワーをより引き出せる。

おろすときは皮つきのまま

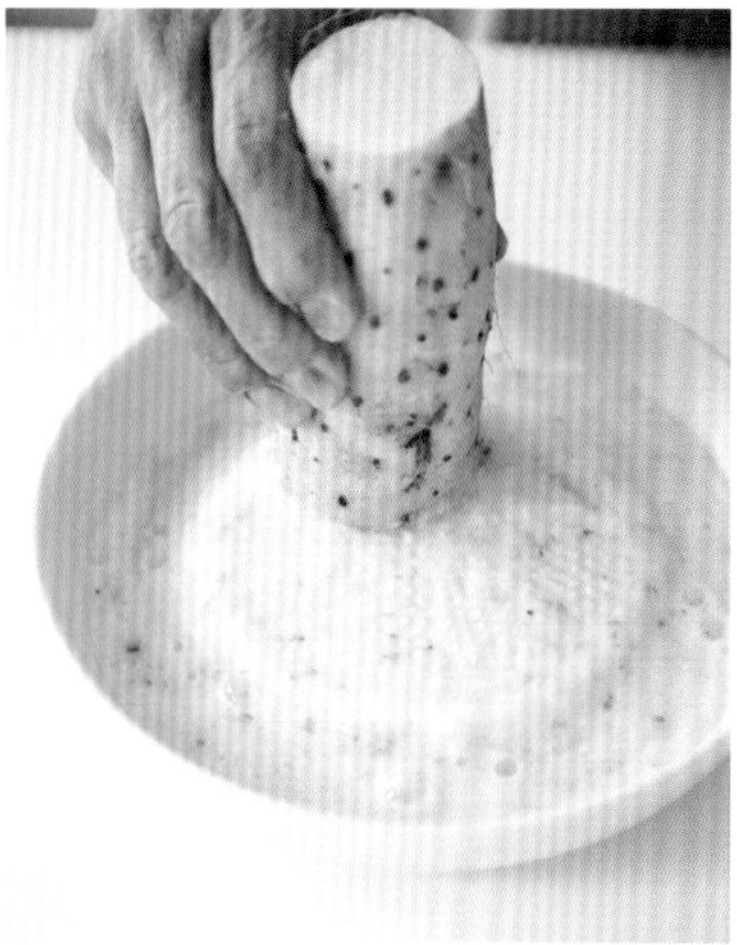

長いもや大和いもは、生で食べられる貴重なデンプン質。皮の部分にネバネバ成分が豊富なので、皮をむかずにすりおろせば、栄養を丸ごととることができ、風味や味わいも濃くなる。

◎オクラ

ネバネバ成分のほか、抗酸化力の高いβカロテン、代謝を促すビタミンB_1、B_2、骨を強くするカルシウムのほか、カリウム、マグネシウムなど免疫力を高める栄養素の宝庫です。

◎モロヘイヤ

原産地のアラビア語で「王様の野菜」が語源という通り、β-カロテンの含有量は野菜の中でもトップクラス。ビタミンB_2、C、E、カルシウムも豊富です。葉とやわらかい茎の部分を食べます。

◎なめこ

不溶性食物繊維と水溶性食物繊維の両方をバランスよく含むきのこ。加熱すると、よりぬめりが出てきます。少量ですが軟骨成分の一種であるコンドロイチン硫酸という成分も含んでいます。

◎里いも

食物繊維、カリウム、ビタミンB_2のほか、微量必須元素のひとつであるモリブデンが含まれています。また、里いものでんぷん質は、最近注目のレジスタントスターチ（難消化性でんぷん）で、胃腸内で吸収されにくいのが特長です。

◎長いも　◎大和いも

やまのいもは生で食べられる唯一のいもの総称で、本書ではやまのいものうち細い棒状で粘性が低めのものを長いも、粘性が高く扁平の形をしているものを大和いもとして紹介しています。滋養強壮効果が高く、消化酵素も豊富なので、古くから免疫力を上げて疲労回復を促す食材として重宝されてきました。こちらもレジスタントスターチが豊富です。

この本で使っている**ネバネバ食材**

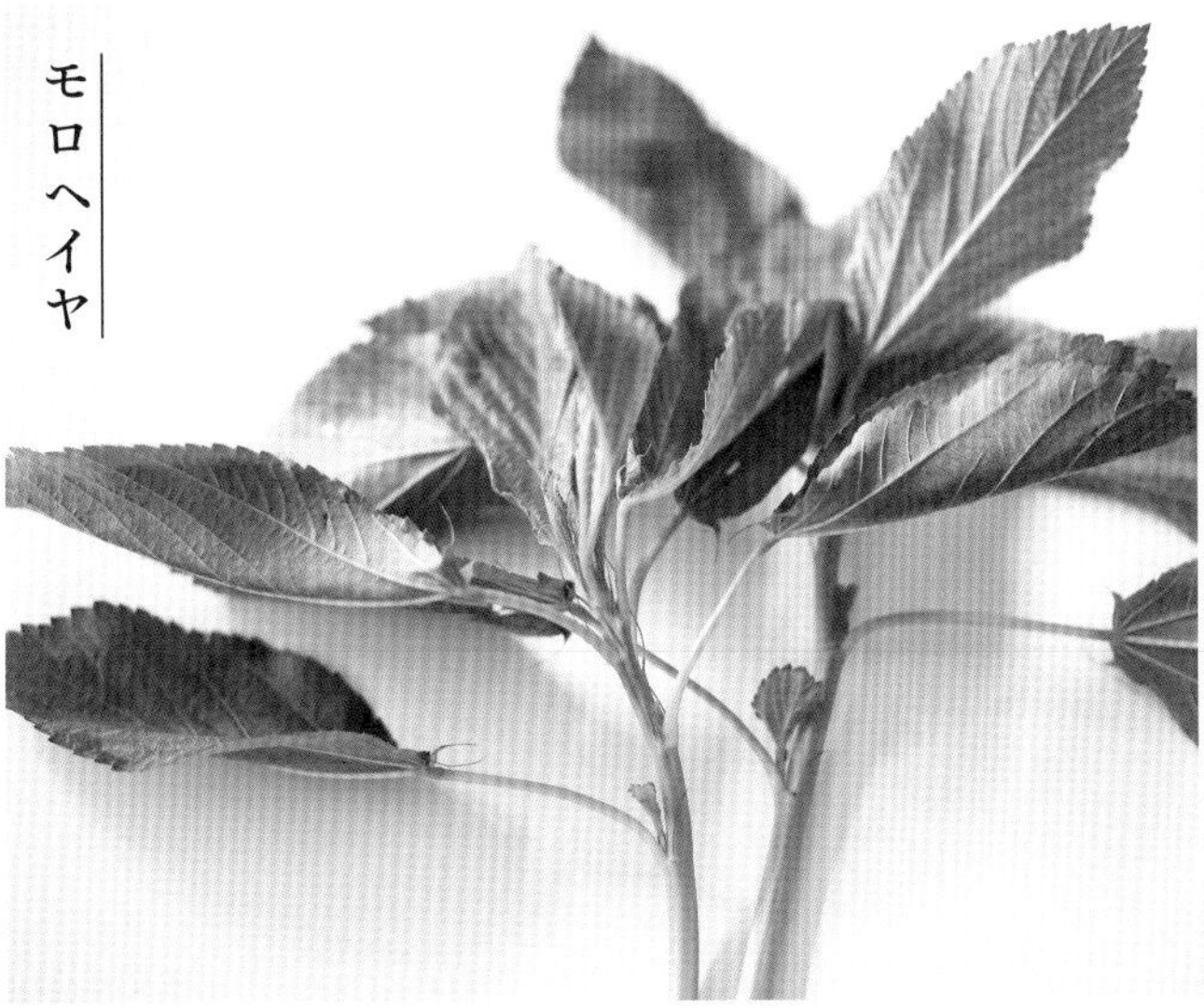

モロヘイヤ

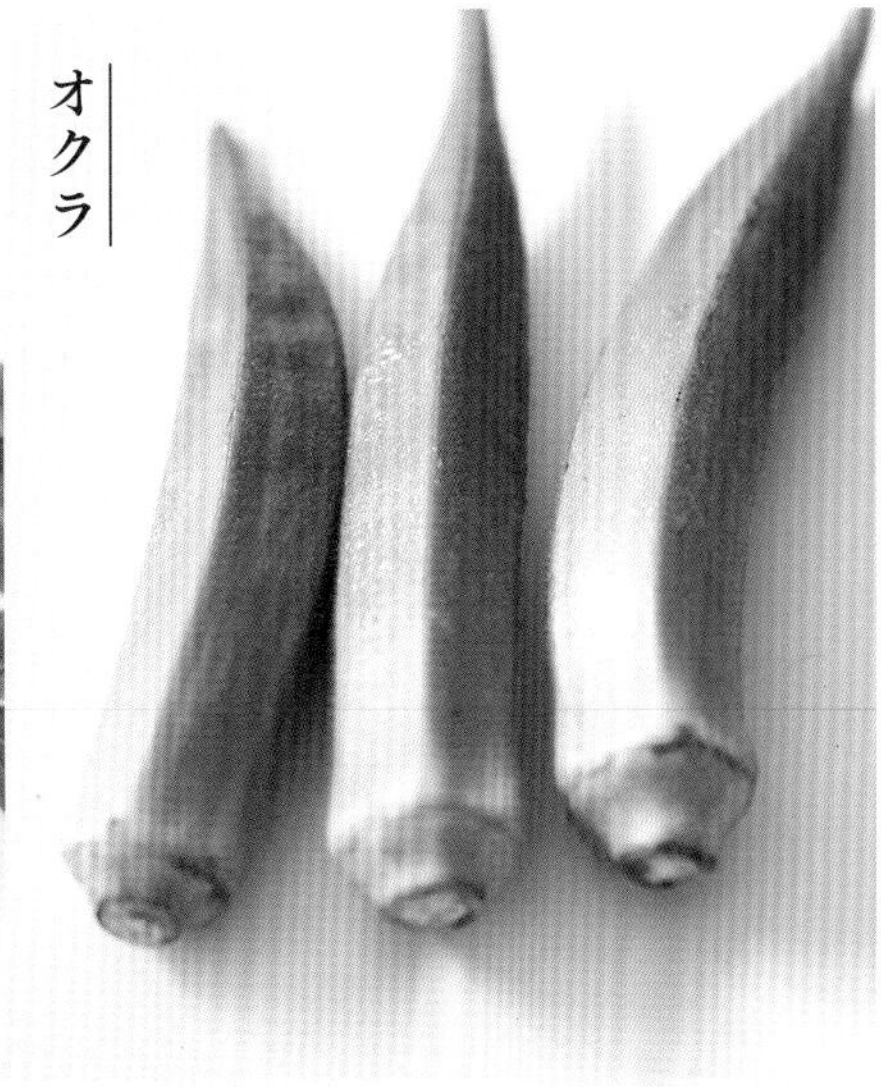

オクラ

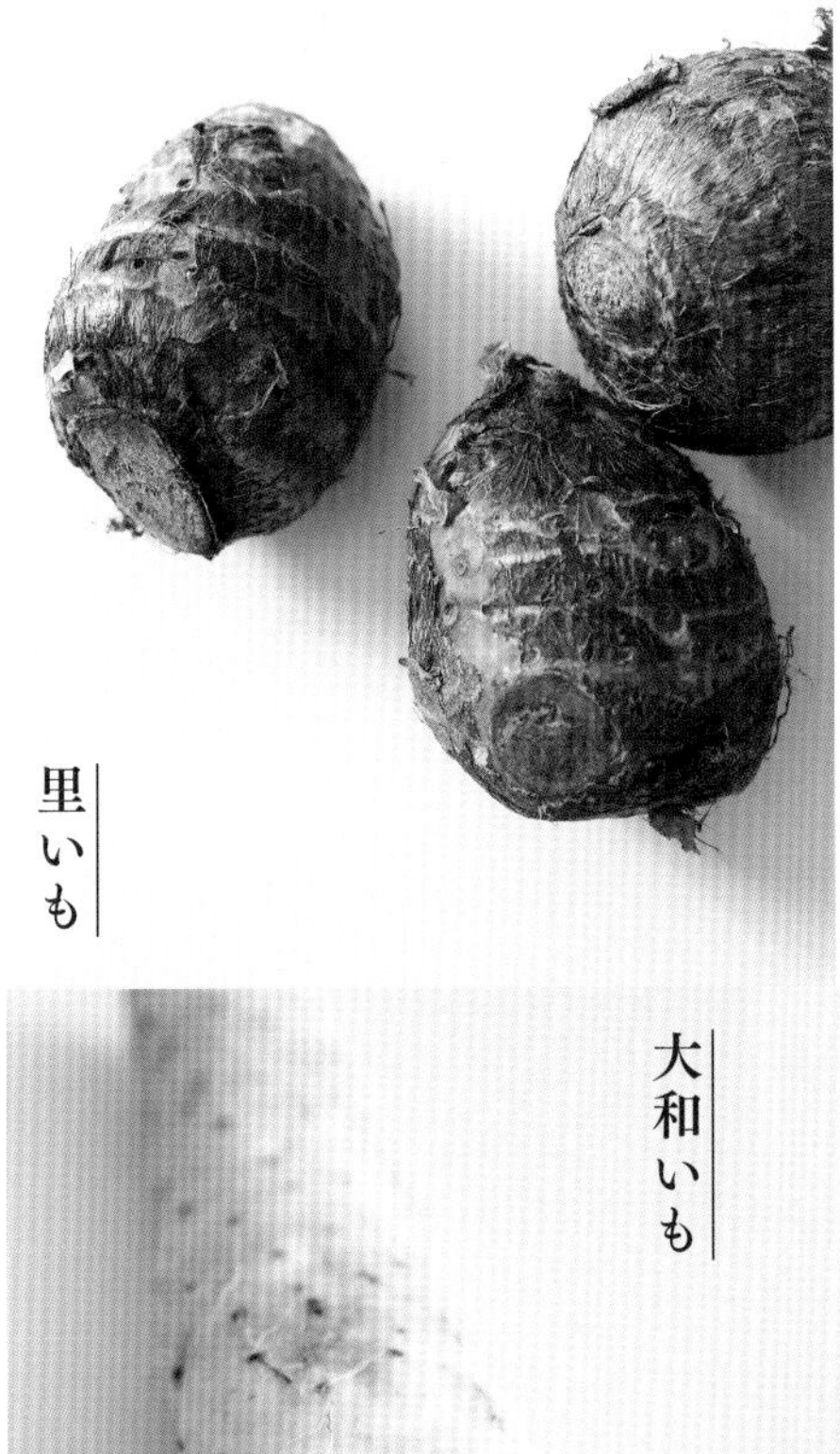

里いも

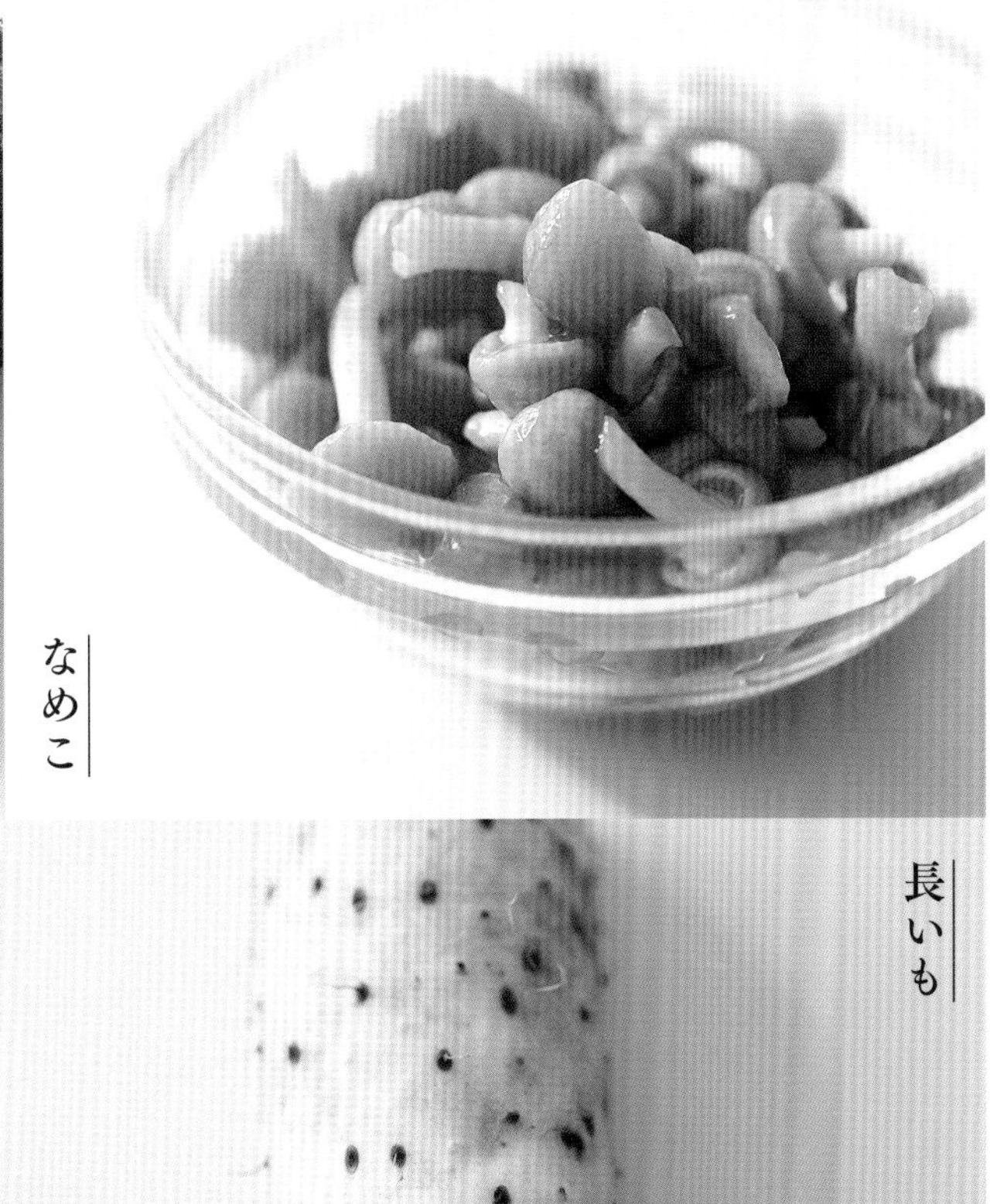

なめこ

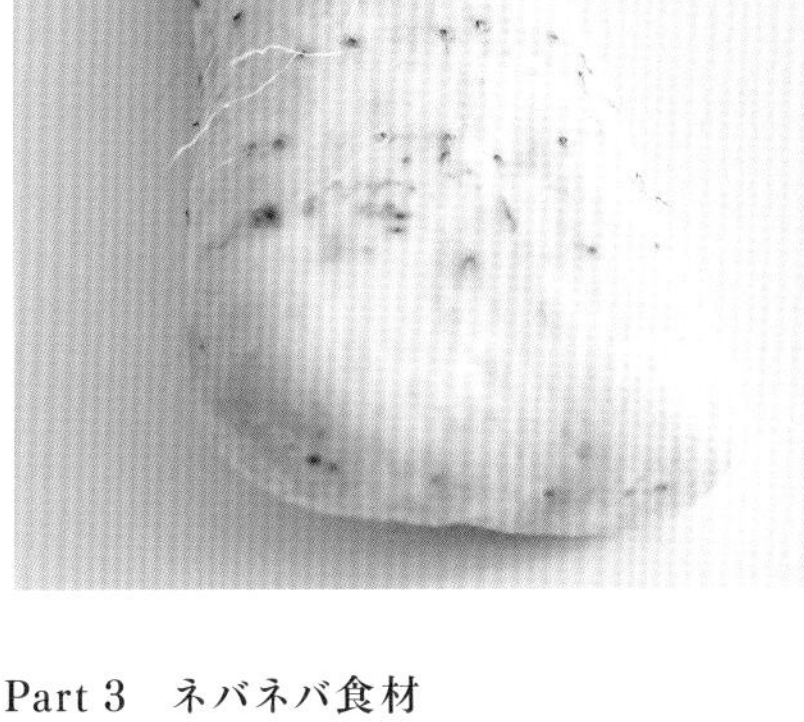

大和いも

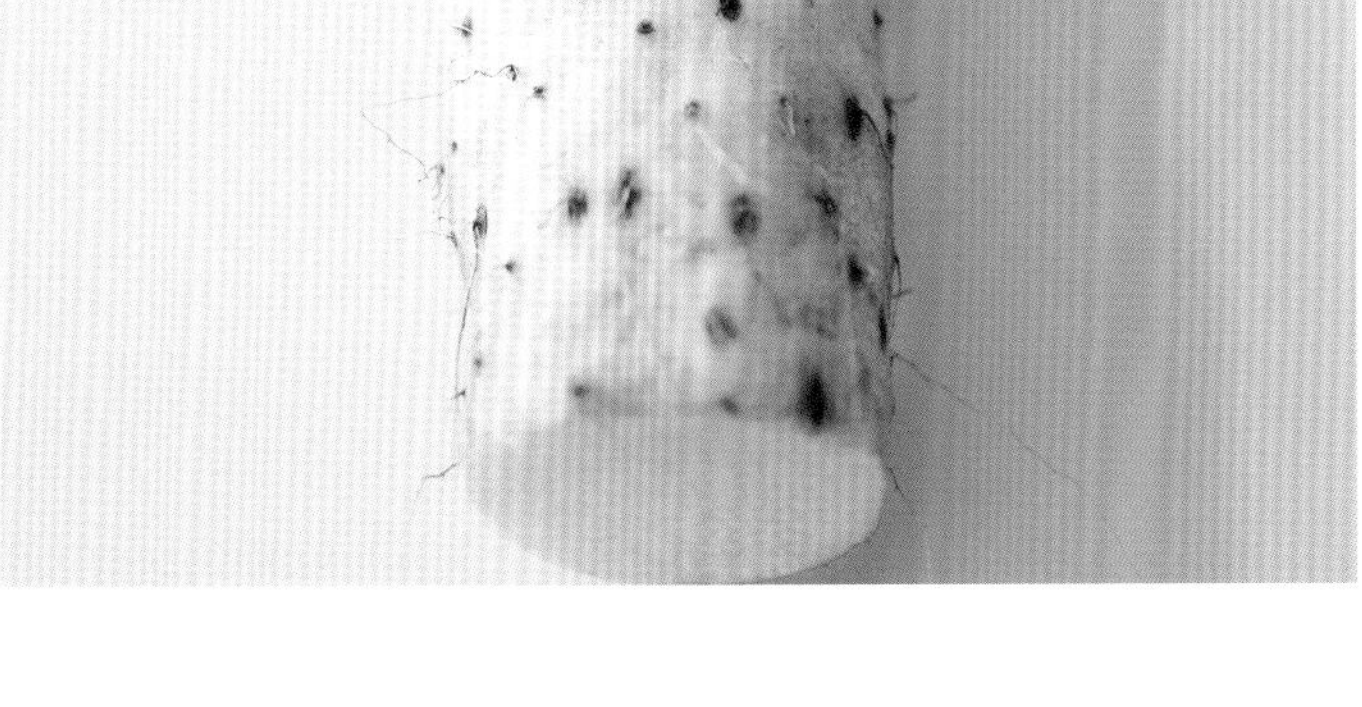

長いも

1 素材でできるミニおかず

ひと口にネバネバといっても、口あたりはいろいろ
食材それぞれの個性を生かした小鉢です

ゆでオクラのみそたたき

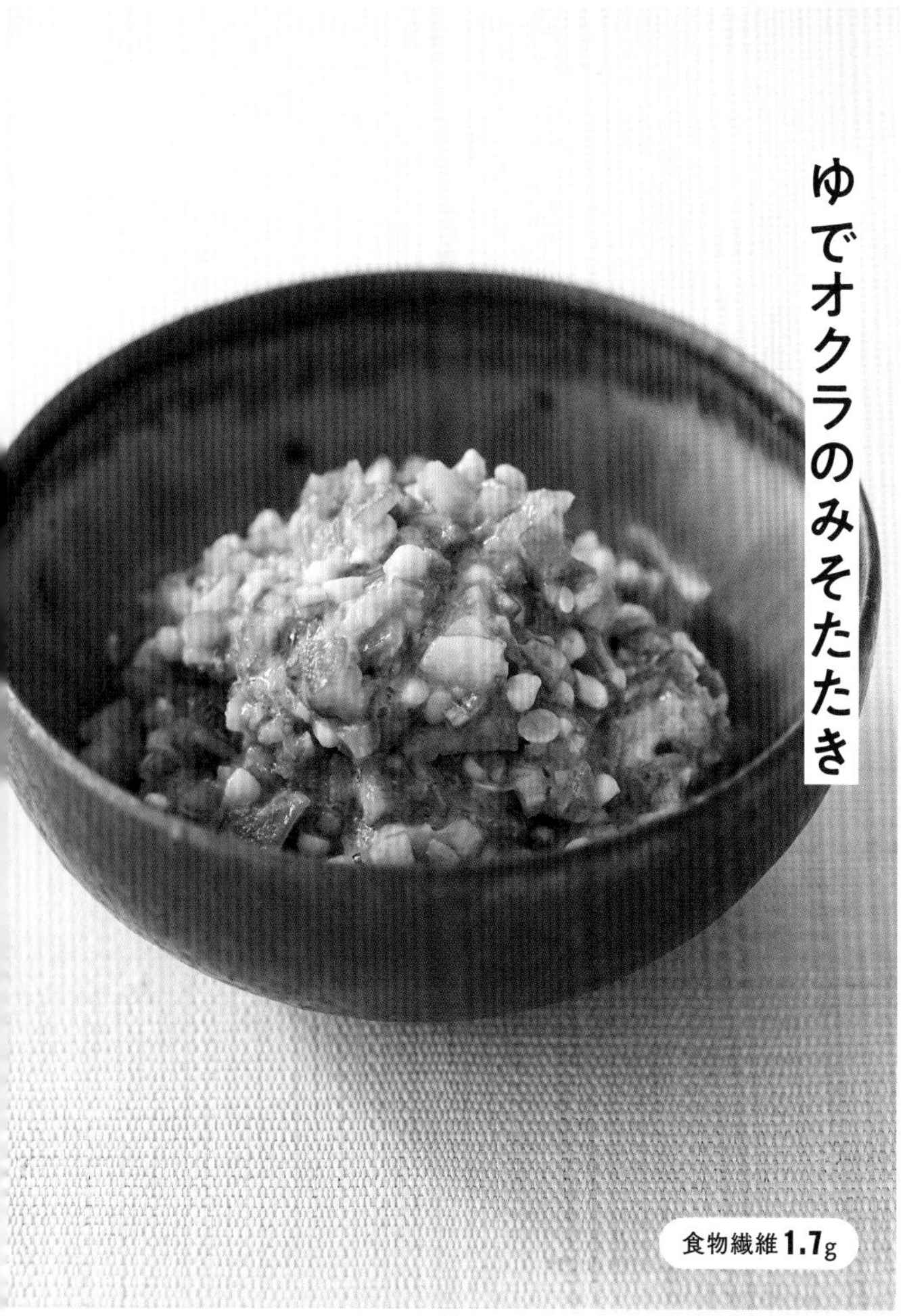

食物繊維1.7g

［材料］ 2人分

オクラ … 6本
みそ … 小さじ2
おろししょうが … 1かけ分

［作り方］

1 オクラは塩少々（分量外）を入れた熱湯でさっとゆでてザルにあげる。

2 **1**を薄い小口切りにしてみそとしょうがをのせ、包丁で細かくたたく。

モロヘイヤのごまびたし

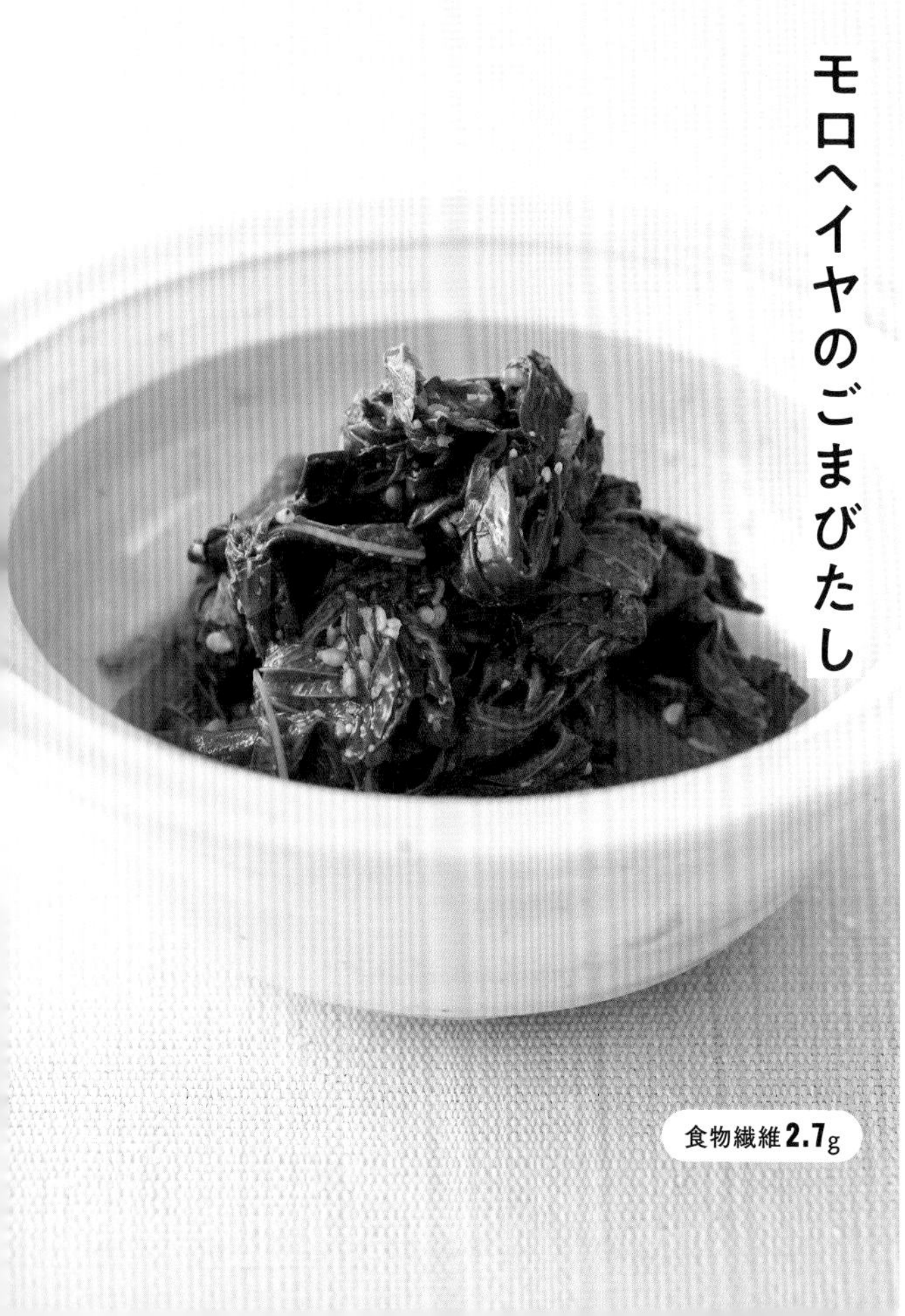

食物繊維2.7g

［材料］ 2人分

モロヘイヤ … 1袋（100g）
A（だし汁1/4カップ、白すりごま大さじ1、しょうゆ小さじ1）

［作り方］

1 モロヘイヤは茎のかたい部分は除き、葉をつむ。塩少々（分量外）を入れた熱湯でさっとゆでてザルにあげる。**A**は混ぜておく。

2 モロヘイヤを粗く刻んで**A**に加え、味をなじませる。

なめこのレンチン甘酢あえ

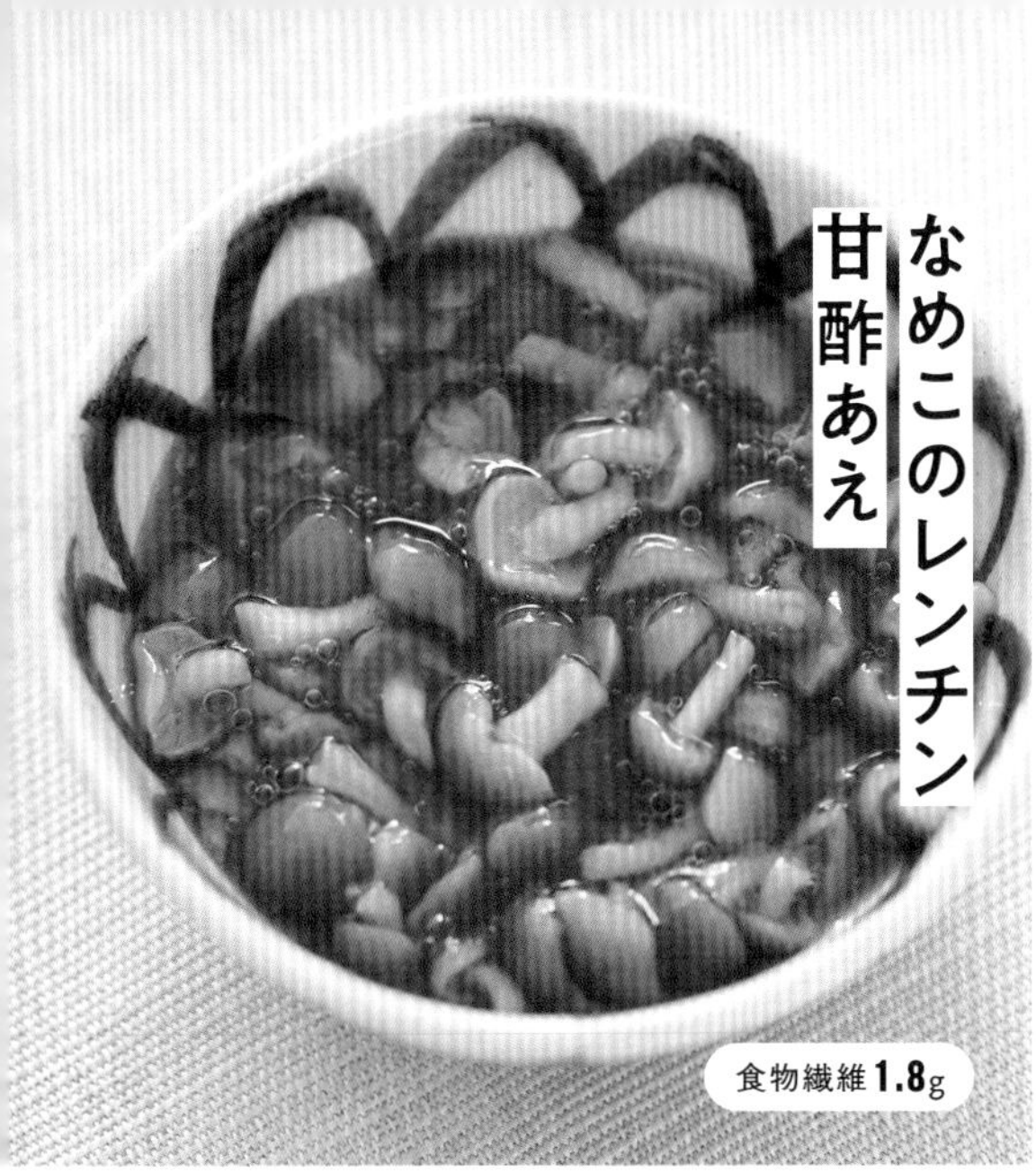

食物繊維1.8g

［材料］ 2人分

なめこ … 1パック(100g)
A（酢・水各大さじ1、はちみつ大さじ1/2、
塩小さじ1/4）

［作り方］

1 耐熱容器になめことAを入れて混ぜる。
2 ラップをかけずに電子レンジで1分30秒加熱し、冷まして味をなじませる。

焼き里いものスパイス炒め

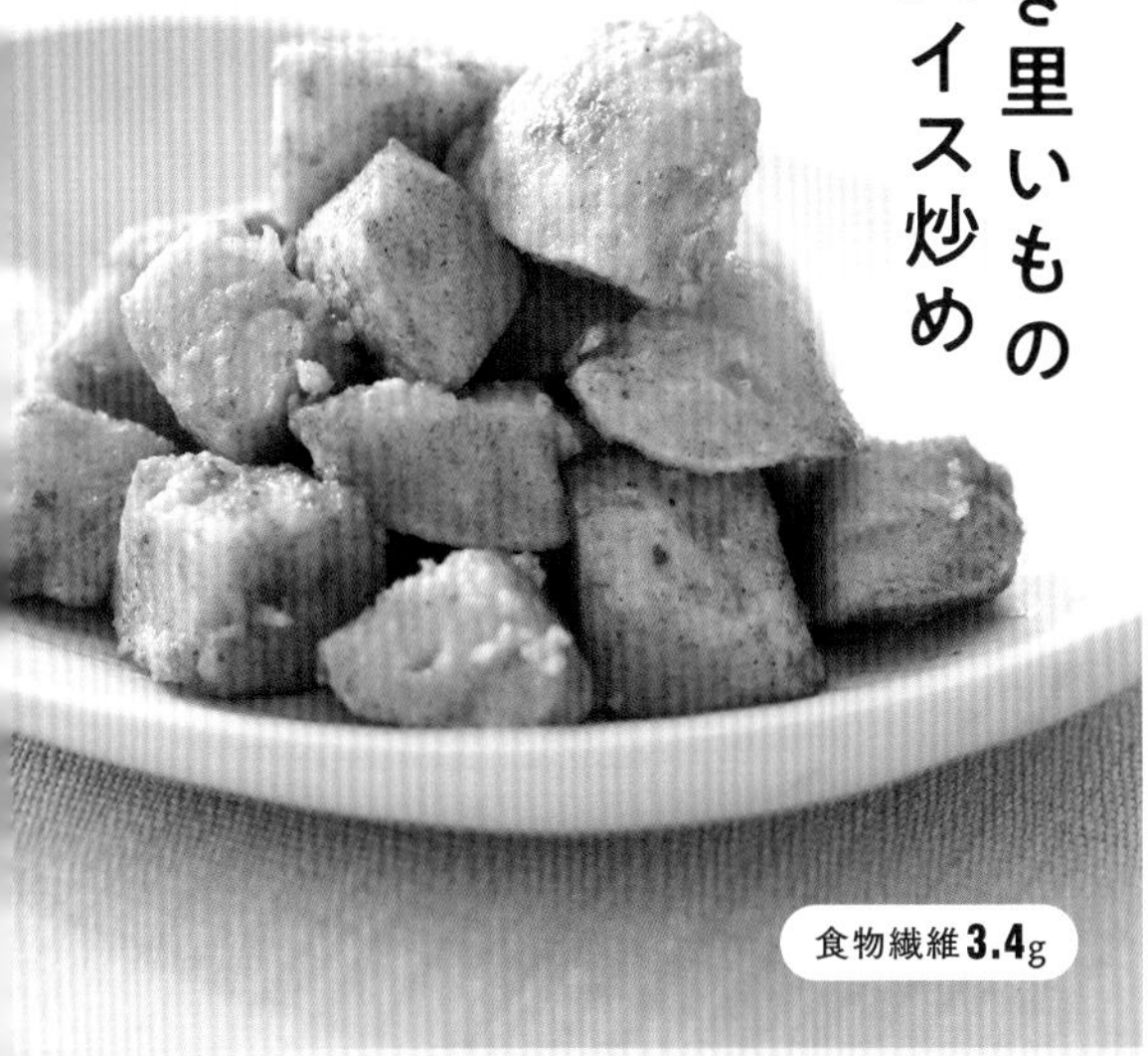

食物繊維3.4g

［材料］ 2人分

里いも … 4個(200g)
A（カレー粉小さじ1/2、塩小さじ1/3）
オリーブ油 … 小さじ1

［作り方］

1 里いもはよく洗って耐熱皿にのせ、ラップをかけて電子レンジで4分加熱、そのまま2分蒸らす。粗熱がとれたら皮をむき、2cm大に切る。
2 フライパンにオリーブ油を熱し、里いもを入れてこんがりと焼きつけ、Aを加えて炒める。

長いものわさびあえ

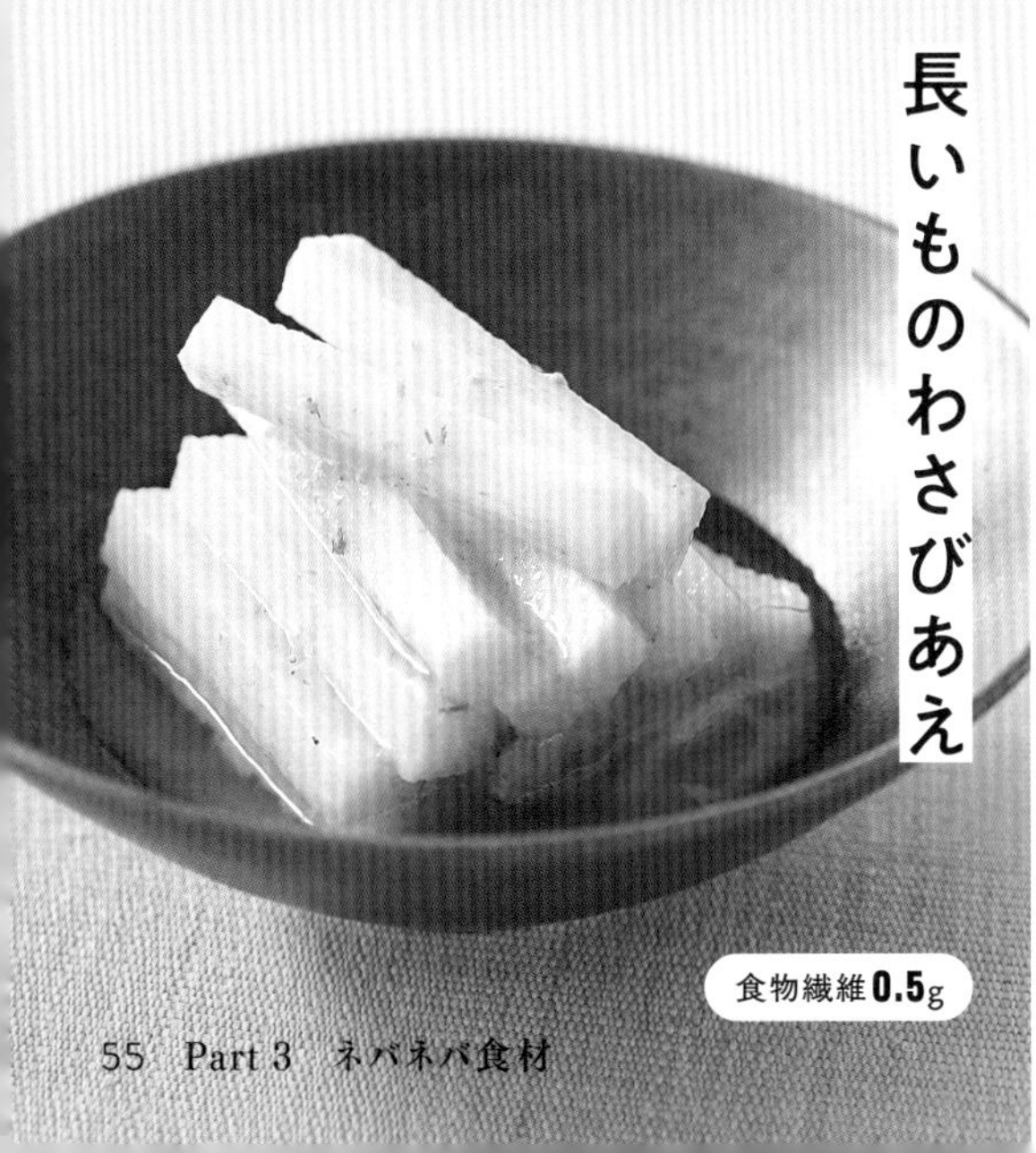

食物繊維0.5g

［材料］ 2人分

長いも … 10cm(200g)
A（だし汁1/4カップ、練りわさび・酢各小さじ1、
塩小さじ1/3）

［作り方］

1 長いもは長さを3等分に切り、5mm角の棒状に切る。Aはよく混ぜておく。
2 器に長いもを盛り、Aをかけ、あえて食べる。

野菜×ネバネバ野菜の組み合わせで生まれる味わいは、予想以上にゆたかです

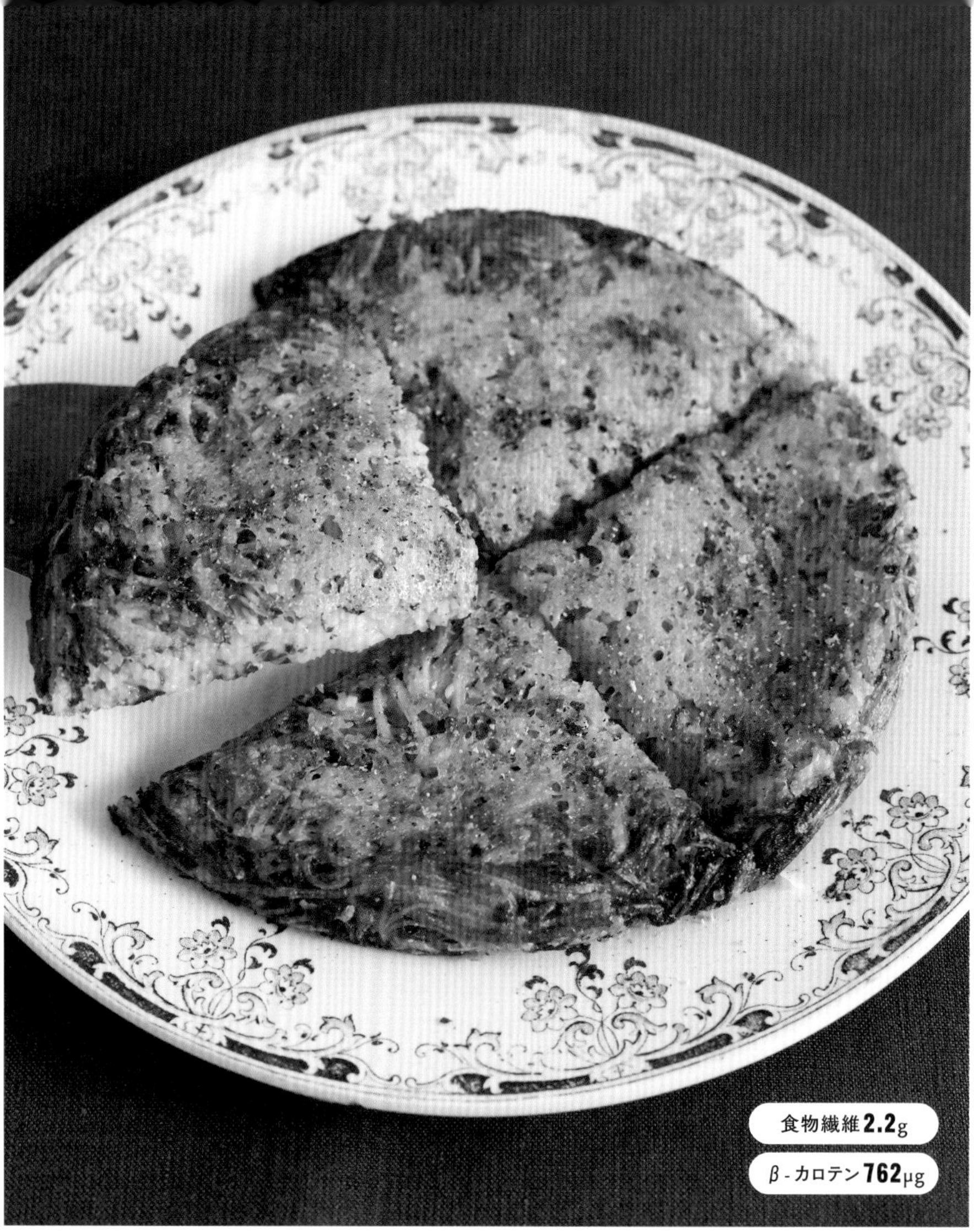

サクサクとした食感とチーズの風味にやみつき

長いもとパセリのチーズガレット

［材料］ 2人分

長いも … 15cm(300g)
パセリのみじん切り … 1カップ分
粉チーズ … 大さじ3
塩、粗びき黒こしょう … 各少々
オリーブ油 … 大さじ1

［作り方］

1 長いもは長さを半分に切り、スライサーで細切りにする。ボウルに入れ、塩とパセリを混ぜる。

2 直径20cmのフライパンにオリーブ油を熱し、1を広げ入れ、平らになるように押しつけながら、長いもが透き通るまでこんがりと焼く。

3 粉チーズを表面にふってからひっくり返して、押しつけずにカリッとするまで焼く。器に盛り、黒こしょうをふる。

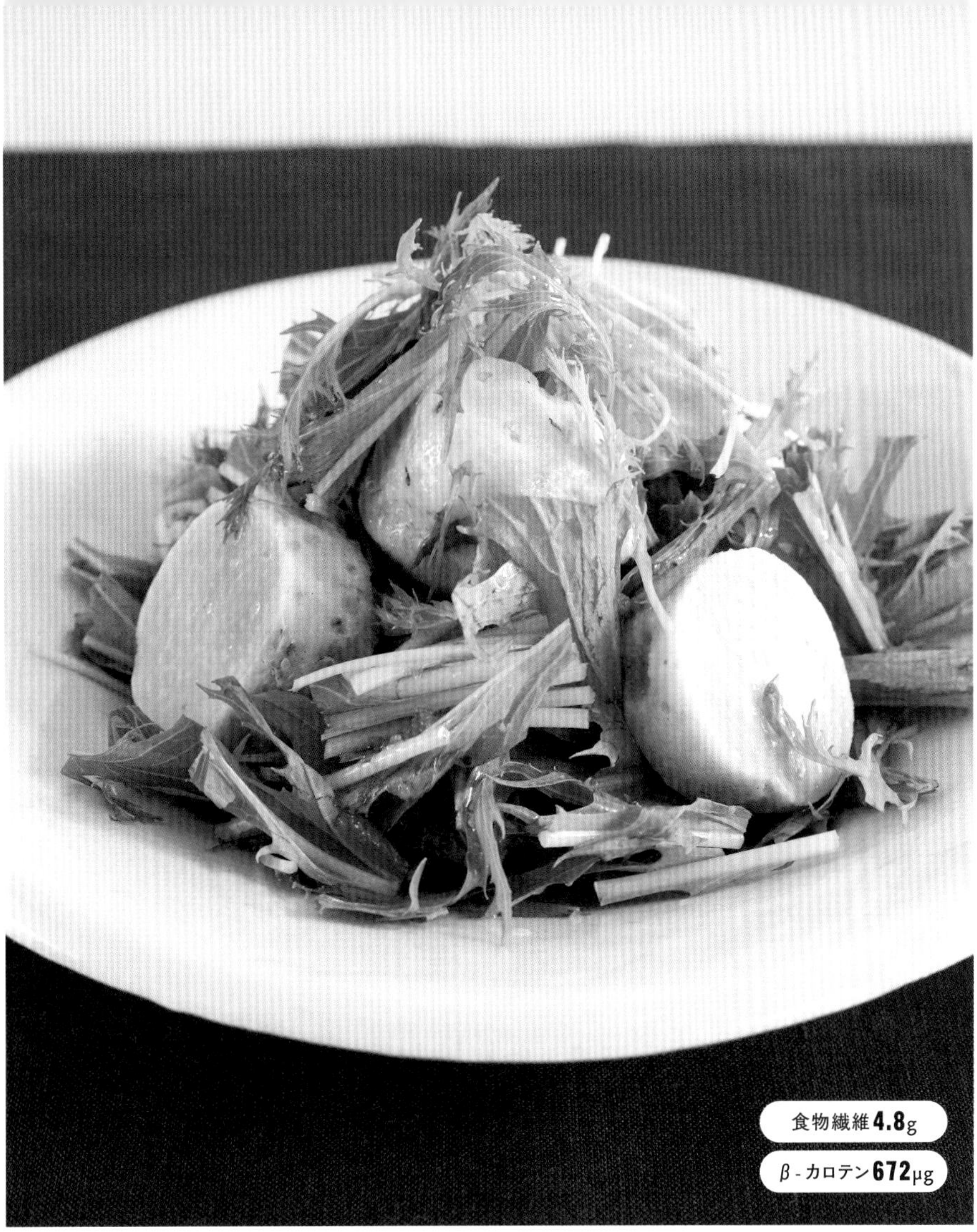

レンチンで、めんどうな皮むきもスルリ！

里いもと水菜のサラダ

［材料］　2人分

里いも … 4個
水菜 … 100g
A（酢・オリーブ油各大さじ1、
ゆずこしょう・しょうゆ各小さじ1/2）

［ 作り方 ］

1 里いもはよく洗って耐熱皿にのせ、ラップをかけて電子レンジで4分加熱、そのまま2分蒸らす。粗熱がとれたら皮をむいて1cm厚さの輪切りにする。水菜は3cm長さに切る。**A**はよく混ぜておく。

2 器に里いもと水菜を盛り合わせ、**A**を回しかける。

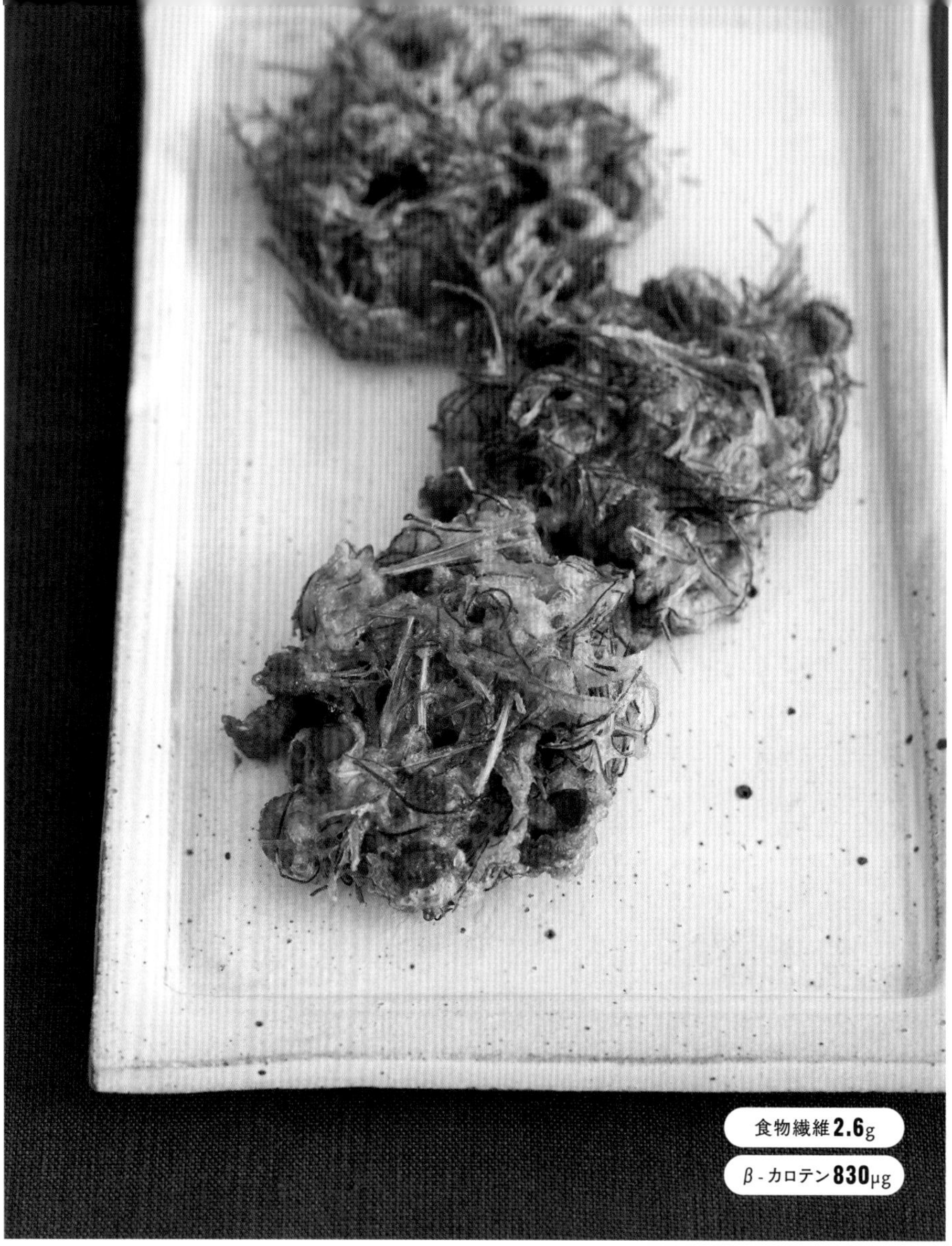

外はサクッ、中はモチモチのヘルシー揚げ物

なめことおかひじきのかき揚げ

［材料］　2人分

なめこ…1パック(100g)
おかひじき…50g
A(卵1個、小麦粉大さじ3、塩小さじ1/3)
揚げ油…適量

［作り方］

1 おかひじきは3cm長さに切る。

2 ボウルに**A**を入れてよく混ぜ、なめことおかひじきを加えて全体に混ぜる。

3 フライパンに油を深さ1cm分入れて火にかける。180℃になったら、**2**を大さじ2くらいの量ずつそっと流し入れる。タネのまわりがかたまってきたら、時々返しながらカリッとするまで2分ほど揚げる。

生食で、消化酵素を補給

大和いもとわけぎの梅たたき

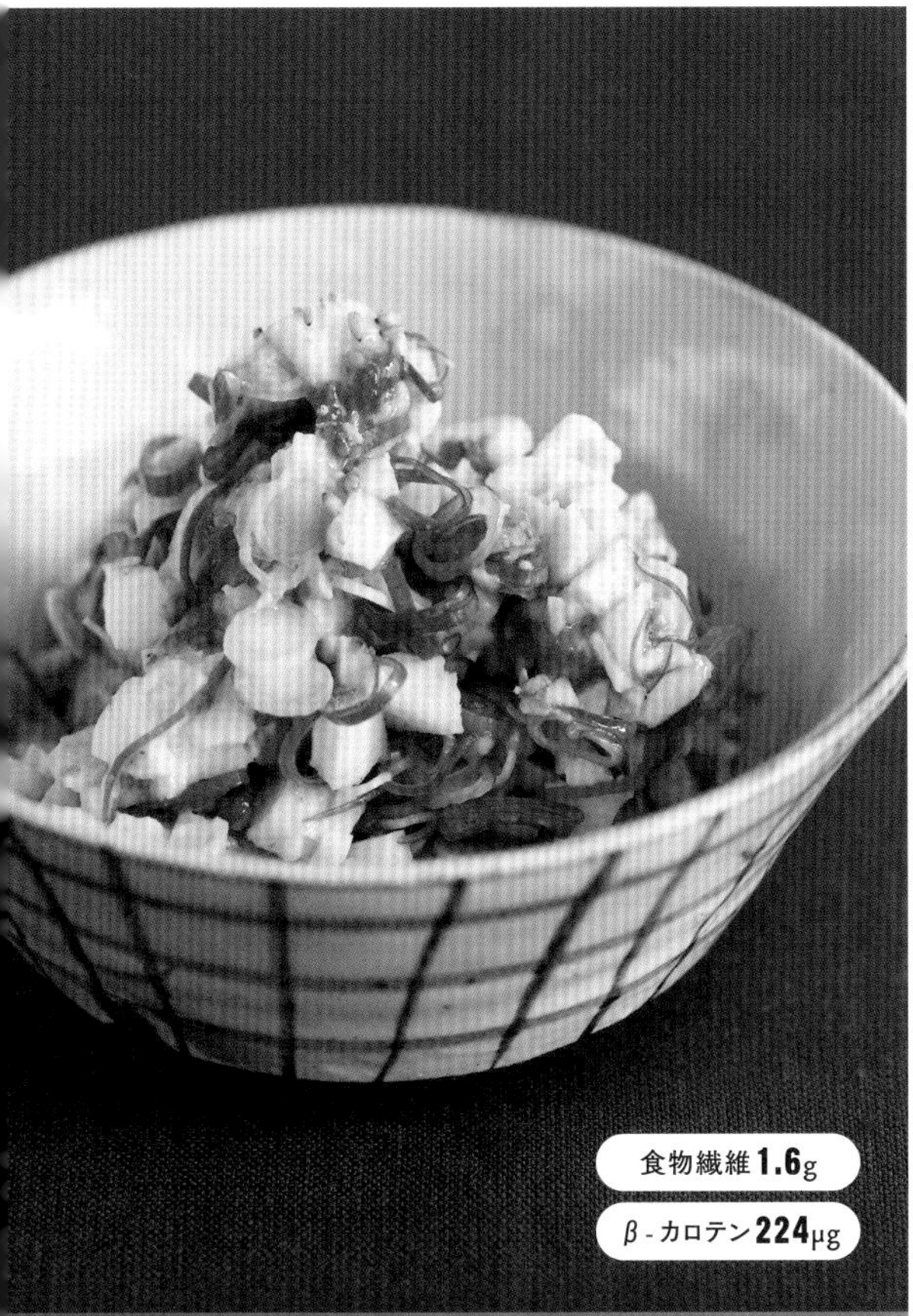

［材料］ 2人分

大和いも … 5cm
わけぎ … 2本
A（梅肉小さじ2、
しょうゆ・白すりごま各小さじ1、
みりん小さじ1/2）

［作り方］

1 大和いもは粗いみじん切りにする。わけぎは薄い小口切りにする。

2 ボウルにAを入れてよく混ぜ、大和いもとわけぎを加えてあえる。

皮ごとおろすから栄養価たっぷり

春菊入り大和いものだんご汁

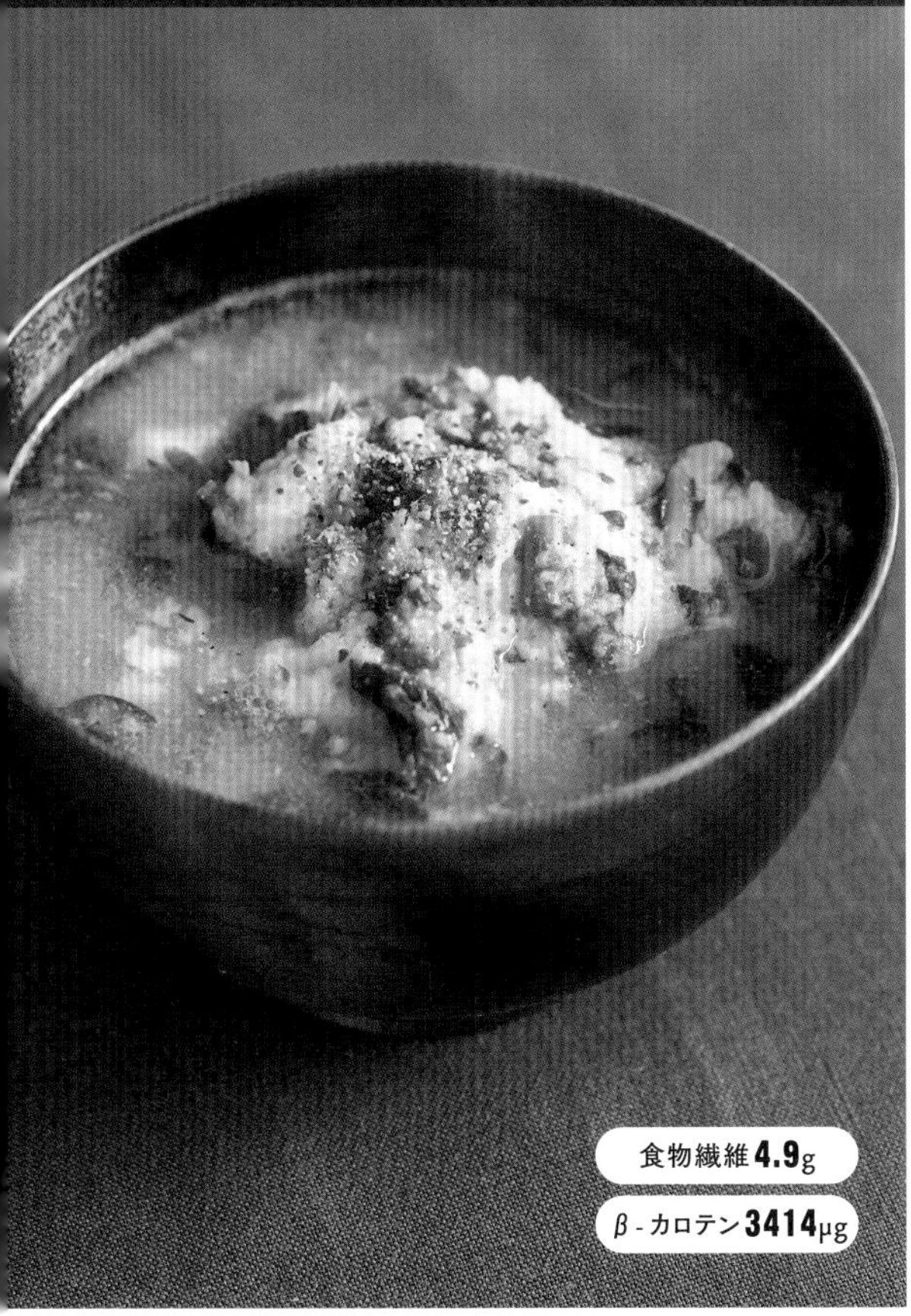

［材料］ 2人分

大和いも … 150g
春菊 … 150g
だし汁 … 2カップ
みそ … 大さじ1と1/2
塩 … 少々
七味唐辛子 … 適量

［作り方］

1 大和いもは皮ごとすりおろす。春菊は塩少々（分量外）を入れた熱湯でさっとゆでて、水にとる。水けを絞ってみじん切りにし、大和いも、塩を加えてよく混ぜる。

2 鍋にだし汁を入れて煮立て、1をスプーンですくって落とし入れ、1〜2分煮る。みそを溶き入れ、煮立つ直前に火を止める。

3 器に盛り、七味をふる。

たんぱく質といっしょに

消化を促す力が強いネバネバ食材を
たんぱく質と合わせれば、たっぷり食べても大丈夫！

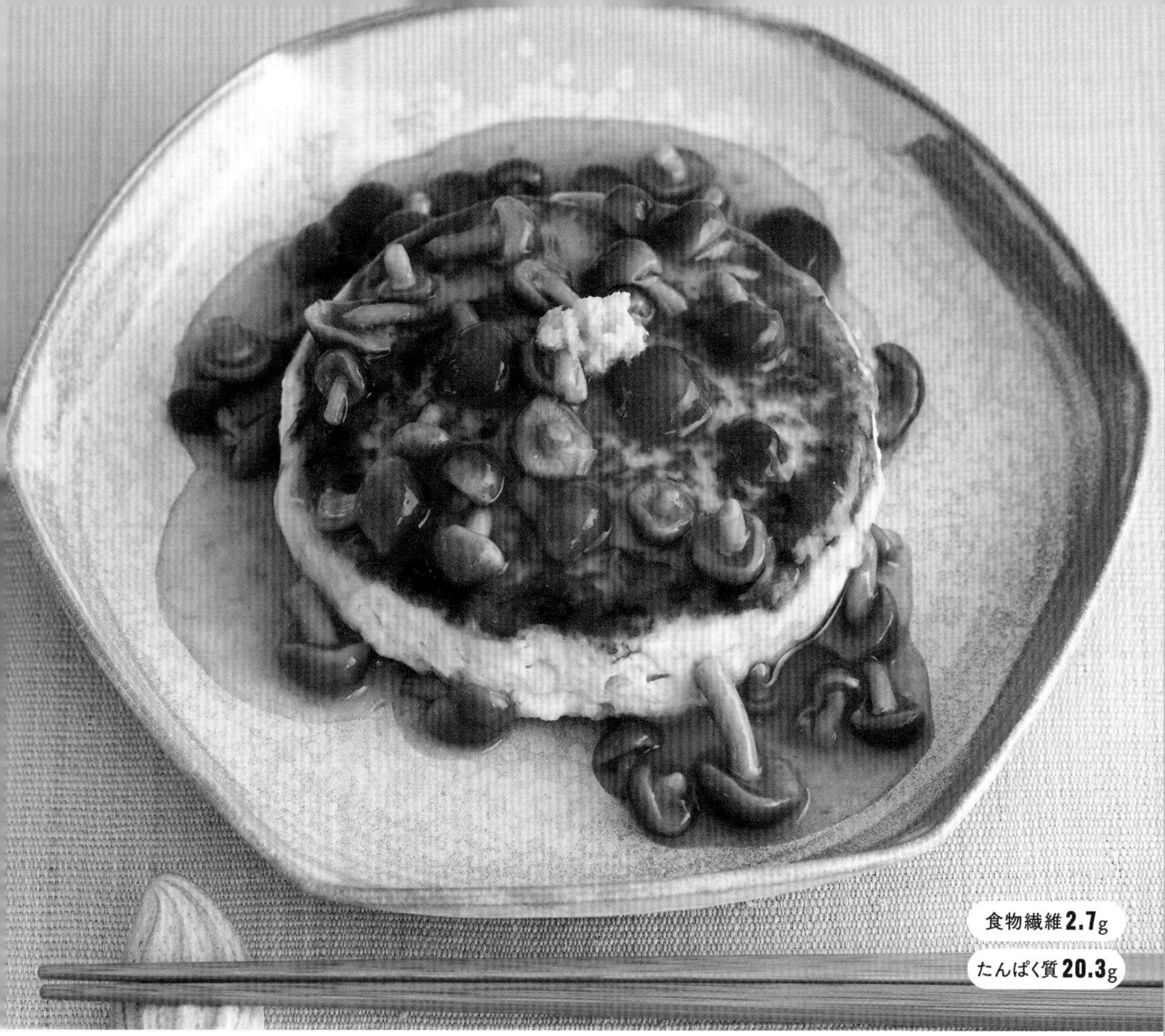

食物繊維**2.7**g

たんぱく質**20.3**g

高たんぱく、低カロリーの和風仕立て

豆腐ハンバーグ なめこあんかけ

［材料］ 2人分

なめこ…1パック(100g)
木綿豆腐…1丁(300g)
鶏ひき肉…100g
A（玉ねぎのみじん切り1/4個分、塩・こしょう各少々、片栗粉大さじ1）
B（だし汁1カップ、みりん小さじ1、しょうゆ小さじ1/2、塩小さじ1/3）
C（片栗粉大さじ1、だし汁または水大さじ2）
おろししょうが…少々
植物油…大さじ1/2

［ 作り方 ］

1 ボウルに豆腐とひき肉を入れてよく練り混ぜる。**A**を加えてさらに混ぜ、2等分にして丸く形作る。

2 フライパンに油を熱し、**1**のハンバーグを入れる。フタをして両面を6分ずつ焼く。**C**はよく混ぜておく。

3 鍋に**B**となめこを入れて熱し、**C**を加えて混ぜながらとろみをつける。

4 器にハンバーグを盛り、**3**のあんをかけ、おろししょうがをのせる。

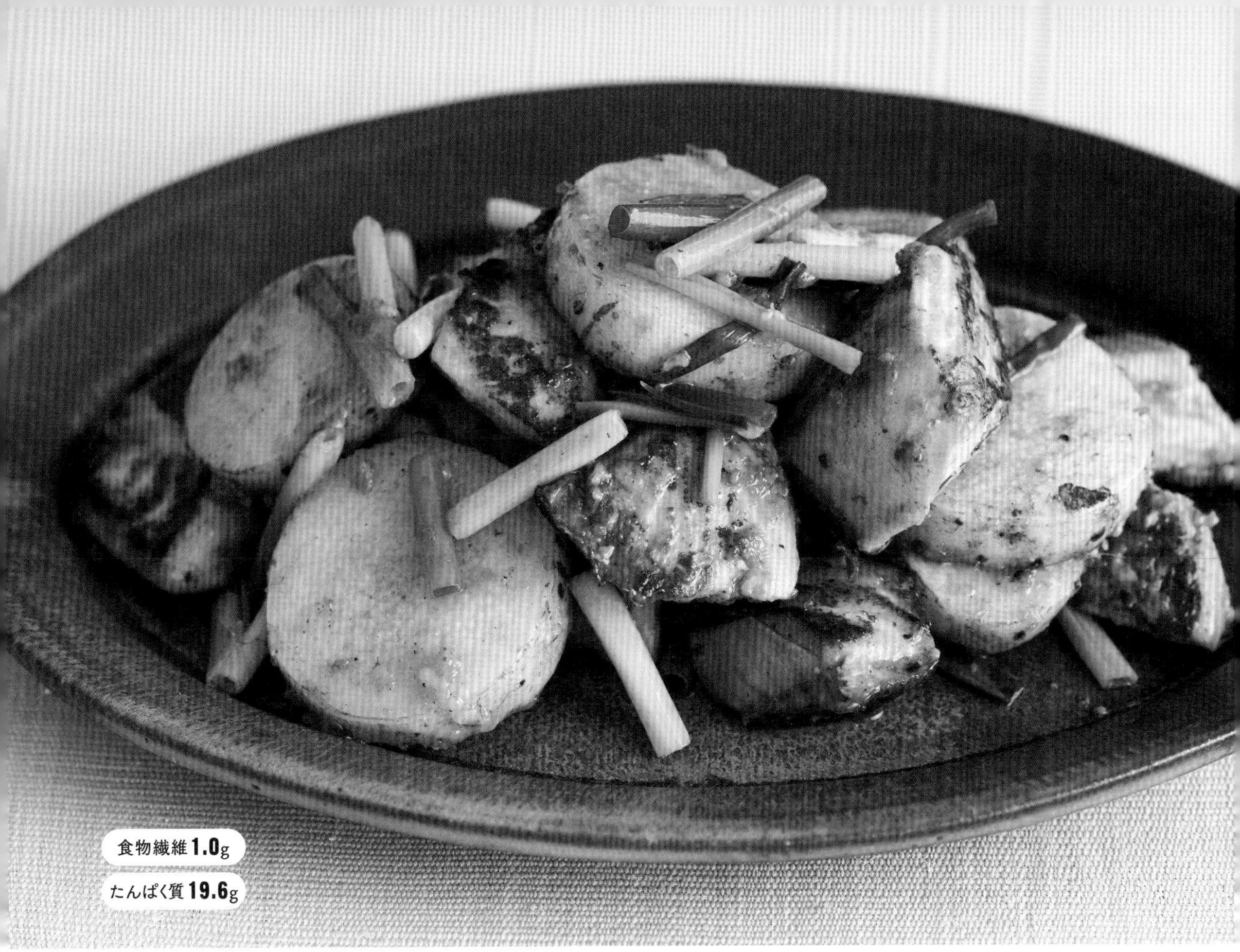

両面にこんがりと焼き目をつけるのがコツ

長いもと鮭の塩麹炒め

［材料］ 2人分

長いも … 10cm(200g)
生鮭の切り身 … 2切れ
塩麹 … 小さじ1
細ねぎ … 4本
A(塩麹大さじ1、おろししょうが1かけ分、みりん大さじ1)
植物油 … 小さじ2

［作り方］

1 長いもは皮ごと1cm厚さの輪切りにする。鮭はひと口大に切り、塩麹をまぶす。細ねぎは3cm長さに切る。**A**はよく混ぜておく。

2 フライパンに油を熱し、長いも、鮭を入れて、強めの中火で両面を3～4分ずつ焼き目がつくまで焼く。

3 **A**と細ねぎを入れて、全体に炒め合わせて火を止める。

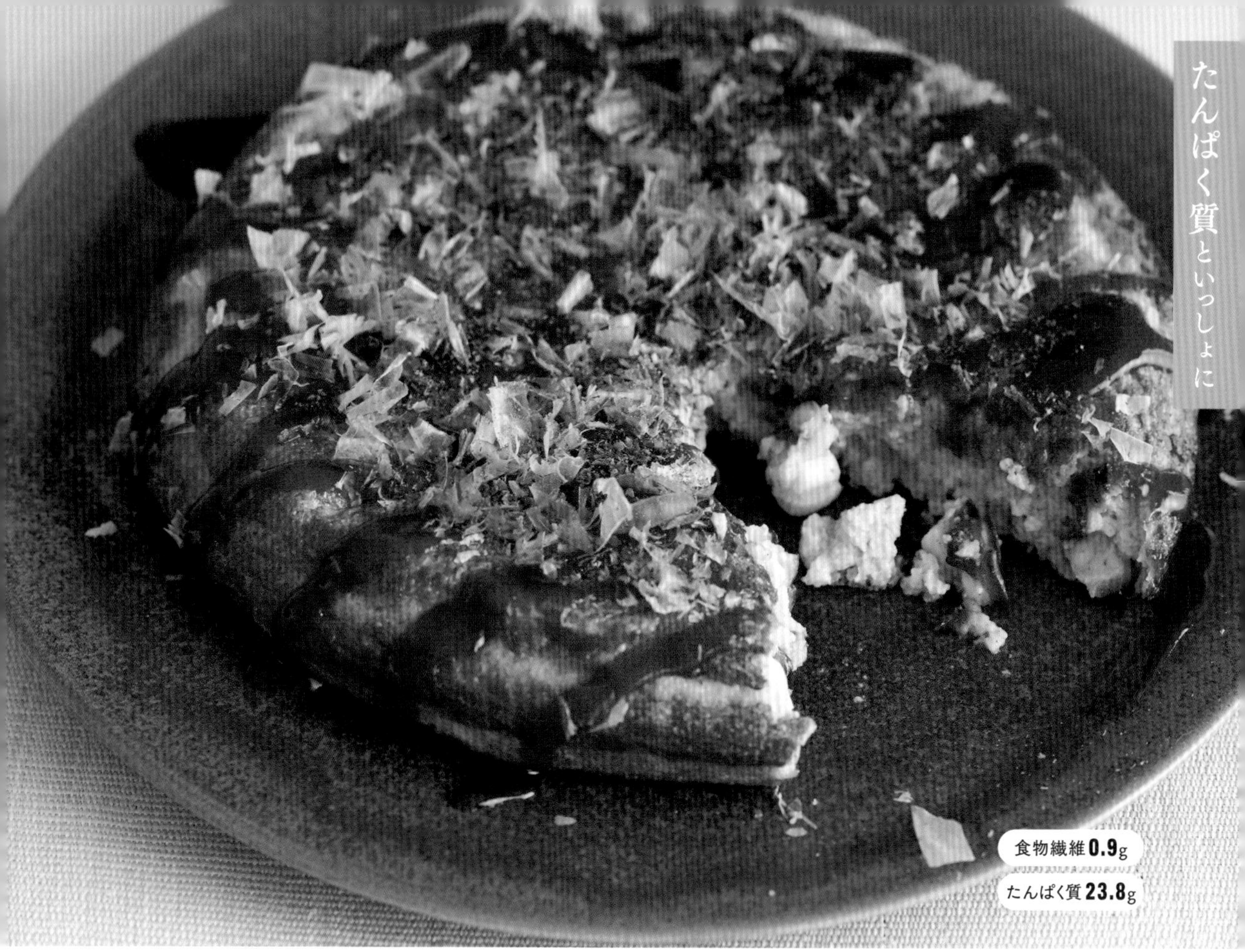

粉不要で、圧倒的なふわとろ感！

たこ入りのふわとろ焼き

［材料］ 2人分

長いも … 10cm（200g）
ゆでたこ … 100g
卵 … 3個
しょうゆ … 小さじ1
植物油 … 大さじ1/2
好みのソース、削り節、青のり … 各適量

［作り方］

1 長いもは皮つきのまますりおろし、卵としょうゆを加えて泡立て器でよく混ぜる。

2 たこはひと口大に切る。

3 直径20cmのフライパンに油を熱し、1を流し入れて、たこをちらす。フタをして両面を5分ずつ焼く。ソースをかけ、削り節、青のりをのせる。

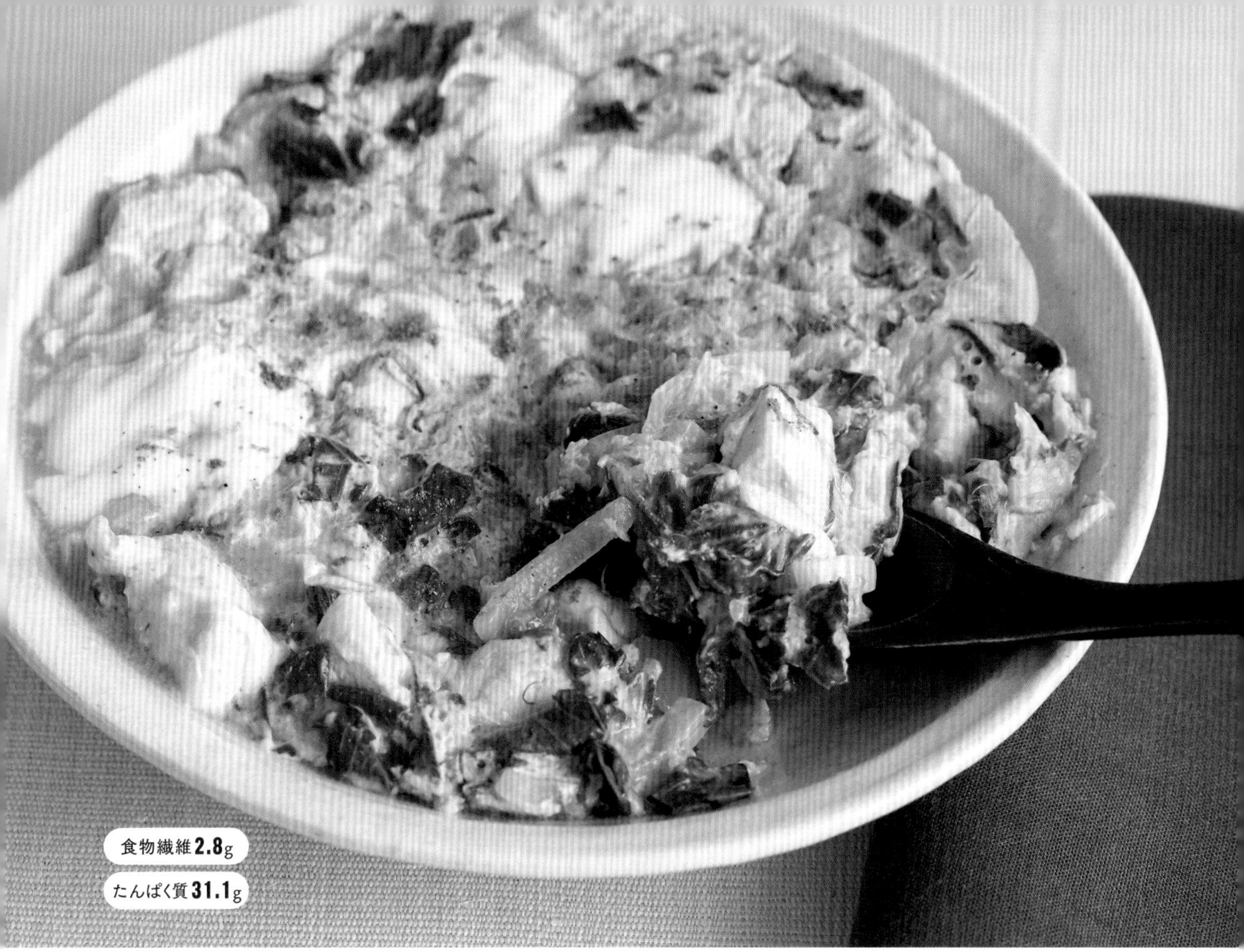

ネバネバをふんわり生地で包みます

モロヘイヤとささみの卵とじ

［材料］ 2人分

モロヘイヤ…1袋
鶏ささみ…4本
溶き卵…3個分
玉ねぎ…1/4個
A（酒・しょうゆ各小さじ1/2）
B（だし汁1/2カップ、みりん小さじ1、
しょうゆ・砂糖各小さじ1/2、塩小さじ1/3）

［ 作り方 ］

1 モロヘイヤは茎のかたい部分を除き、葉をつんでざく切りにする。ささみはそぎ切りにして**A**をまぶす。玉ねぎは繊維を断つようにして薄切りにする。

2 直径20cmのフライパンに**B**と玉ねぎを入れて火にかけ、煮立ったらささみを加えて2〜3分煮る。

3 モロヘイヤを加えてしんなりしてきたら、溶き卵を回し入れ、好みの加減に火を通す。

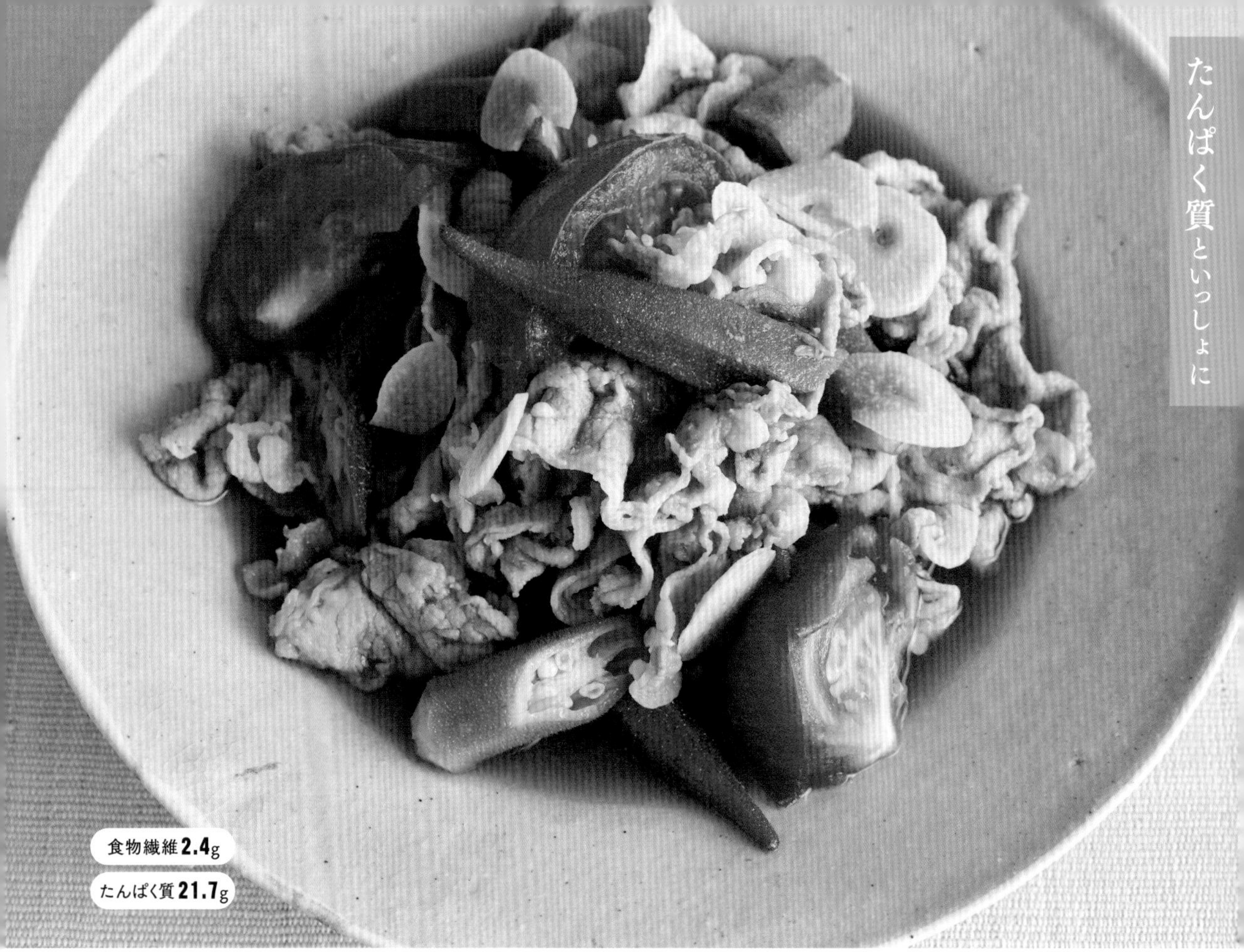

食物繊維**2.4**g

たんぱく質**21.7**g

切って煮るだけのスピードおかず

オクラ、豚肉、トマトのさっと煮

［材料］ 2人分

オクラ…8本
豚ロース薄切り肉…200g
トマト…1個
A（にんにくの薄切り1かけ分、だし汁1/3カップ、
しょうゆ・みりん各大さじ1と1/2）

［作り方］

1 オクラは斜め半分に切る。豚肉は長さを半分に切る。トマトは8等分のくし形に切る。

2 鍋に**A**を入れて火にかけ、煮立ったら豚肉を入れてほぐしながら煮る。

3 再び煮立ったらアクを除き、オクラとトマトを加えて3〜4分煮たら火を止める。

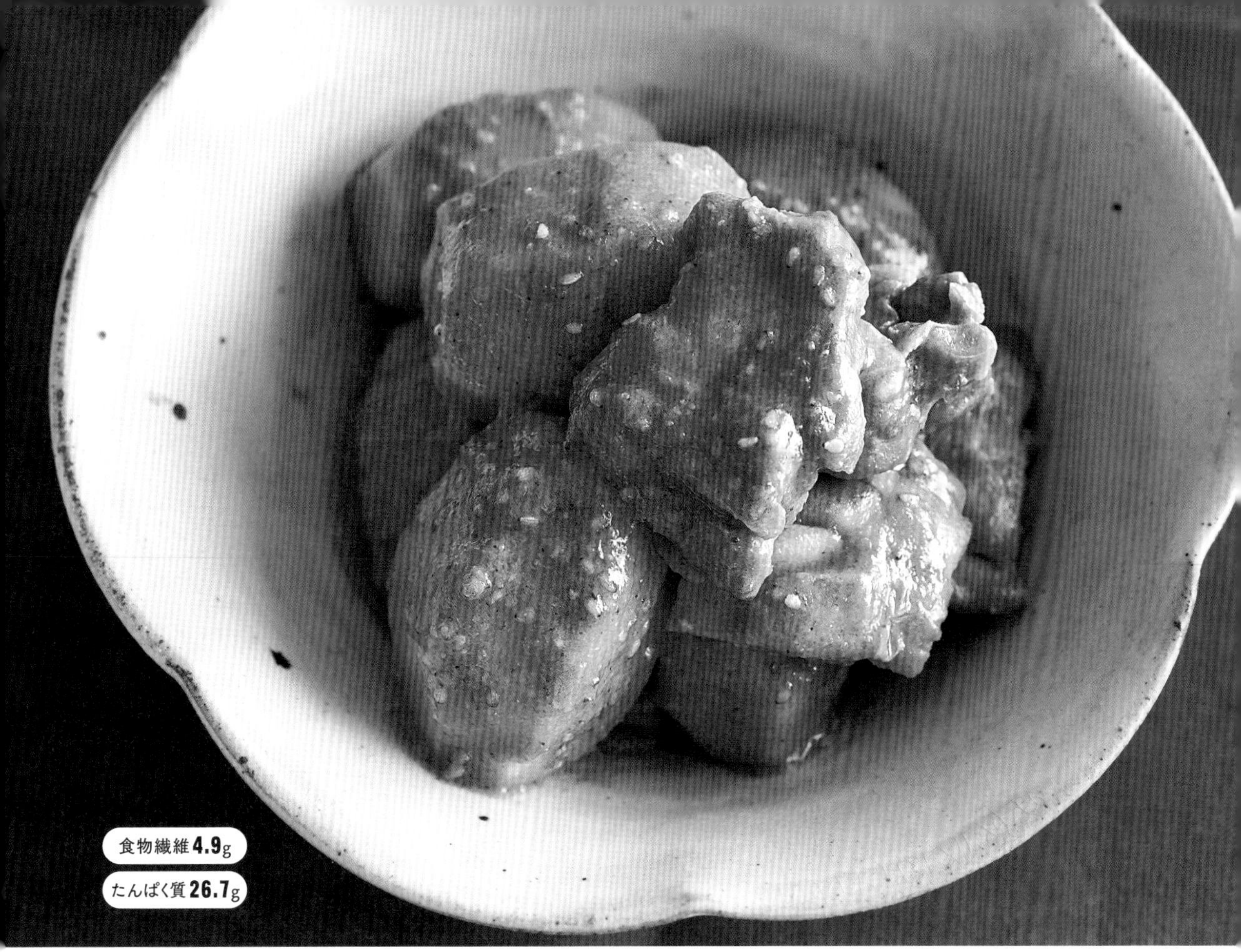

里いもは、しっかり煮込んで味を含ませて

里いもと鶏肉のごまみそ煮

［材料］ 2人分

里いも … 6個
鶏もも肉 … 1枚(250g)
だし汁 … 1カップ
A（酒・みそ各大さじ2、砂糖大さじ1）
白すりごま … 大さじ2
植物油 … 小さじ1

［作り方］

1 里いもは大きいものは半分に切る。鶏肉はひと口大に切る。

2 鍋に油を熱し、鶏肉を皮を下にして入れ、こんがりと焼く。返して肉の色が変わったら、里いも、だし汁を加える。煮立ったらアクを除き、フタをして5分煮る。

3 Aを加えて10～15分、煮汁がほとんどなくなるまで煮て、仕上げにすりごまを加えて混ぜ、火を止める。

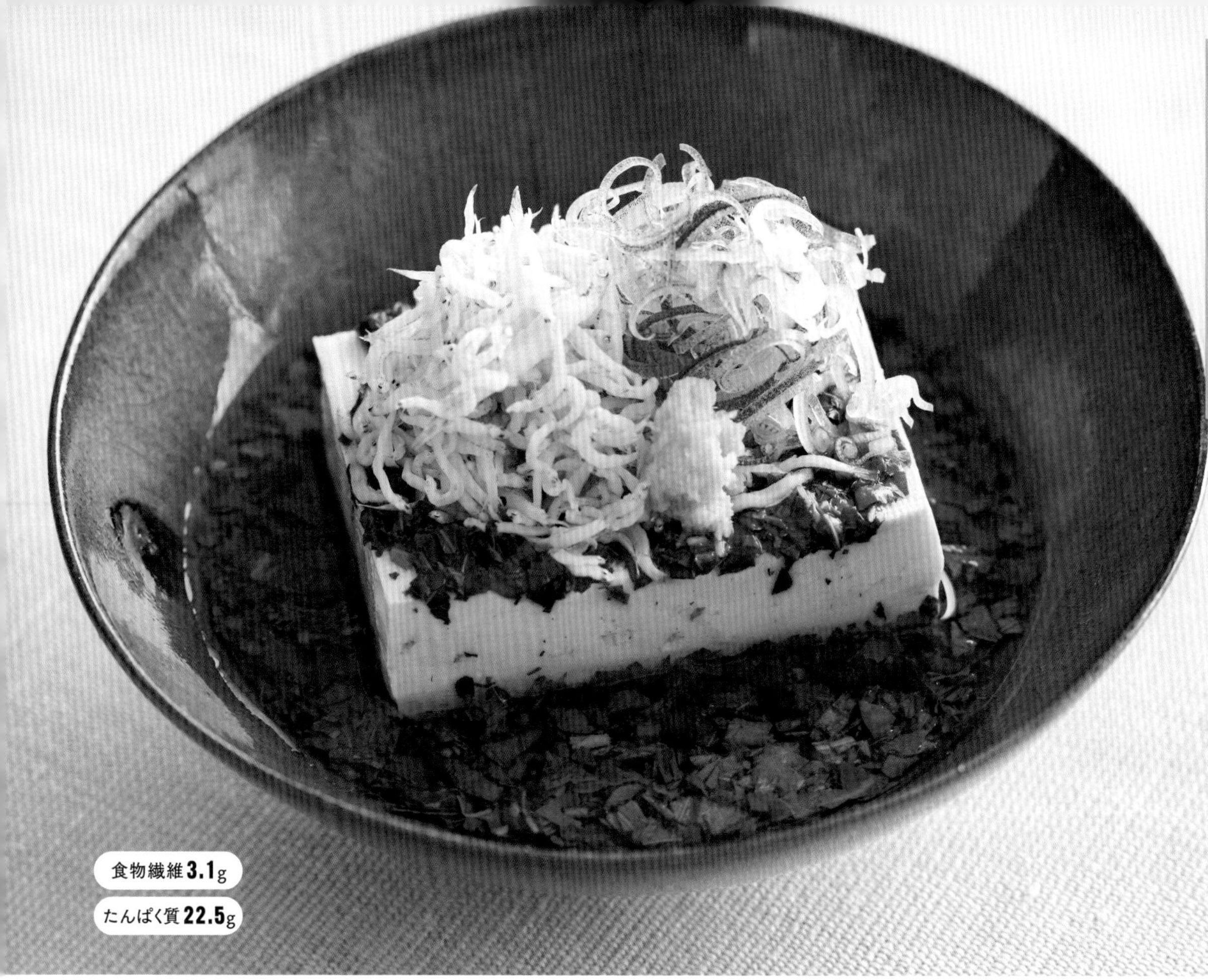

食物繊維3.1g
たんぱく質22.5g

だしに溶け込む翡翠《ひすい》色のソース

モロヘイヤのだしがけ豆腐

［材料］ 2人分

モロヘイヤ … 1袋
木綿豆腐 … 1丁(300g)
みょうが … 1本
釜揚げしらす … 50g
A(だし汁1カップ、しょうゆ小さじ1、塩小さじ1/2)
おろししょうが … 適量

［ 作り方 ］

1 モロヘイヤは茎のかたい部分を除き、葉をつむ。熱湯でさっとゆでてザルにとり、みじん切りにする。豆腐は半分に切る。みょうがは薄い小口切りにする。

2 ボウルに**A**を入れて混ぜ、モロヘイヤを加える。

3 器に豆腐を盛り、**2**をかけ、しらす、みょうが、おろししょうがをのせる。

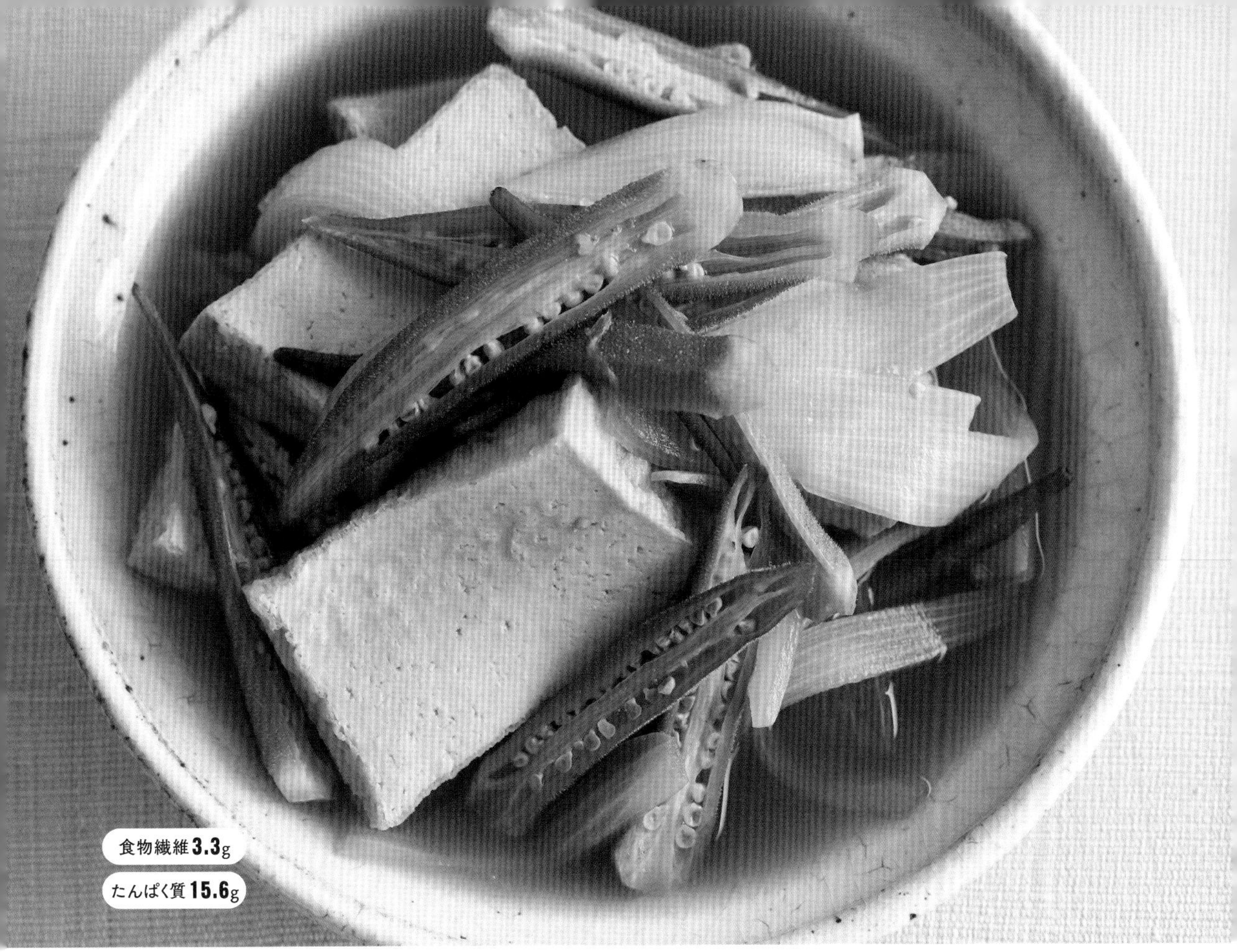

オクラは最後に加えて、色よく仕上げます

オクラと厚揚げの煮びたし

［材料］ 2人分

オクラ…8本
厚揚げ…1枚
玉ねぎ…1/2個
だし汁…1カップ
A（みりん大さじ2、酒・しょうゆ各大さじ1、塩小さじ1/3）

［ 作り方 ］

1 オクラは縦半分に切る。厚揚げはさっとゆでて1.5cm幅に切る。玉ねぎは1cm幅のくし形に切る。

2 鍋にだし汁と**A**を入れて火にかけ、煮立ったら玉ねぎと厚揚げを入れて2～3分煮る。オクラを加えてさらに1～2分煮て火を止める。

私のお酒の楽しみ方

夜のくつろぎ時間。飲んだ分だけ、水を飲む。

知る人ぞ知る、お酒好きの私。ビールやワインも大好きですが、最近は日本酒、それも火入れをしていない、フレッシュな生酒に凝っています。お気に入りの酒器も気持ちを豊かにしてくれます。

　つまみを作りながら飲んで、お酒と同じくらい水も飲んで。お酒は糖質なので、ごはんは食べません。今は子どもたちも成人して夫と2人だけだから、そんなお酒とつまみの夕ごはんがいい気分転換になっています。

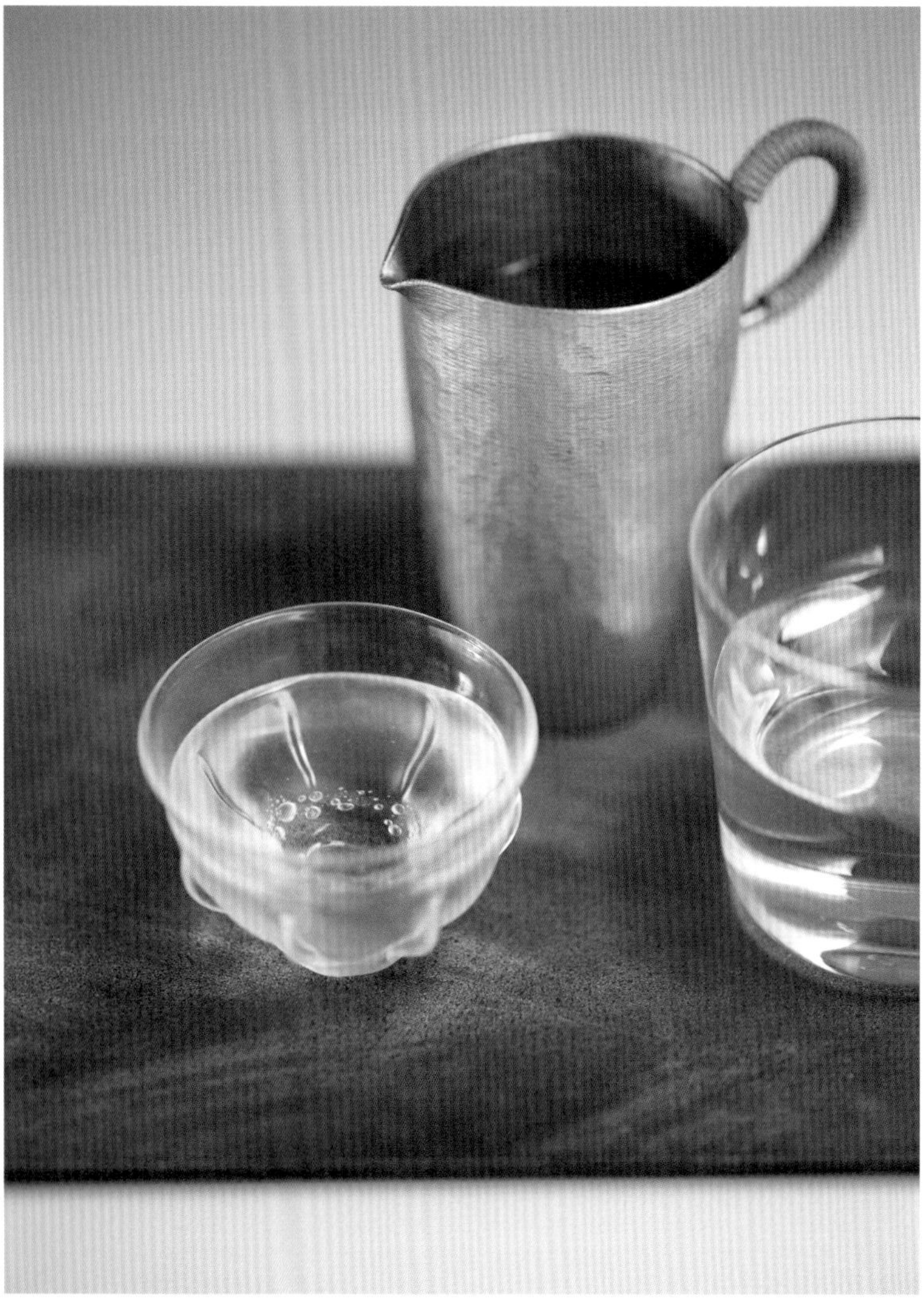

Part 4

発酵食

微生物の力で、食材の風味やおいしさ、保存性を
高めたものが発酵食。考え出した昔の人に感謝です
今では、毎日食べ続けることで
腸内細菌が活性化することもわかってきました
本書では、代表的な3つの発酵食をとりあげて
飽きずに食べられる、バラエティーに富んだレシピを紹介します

発酵食の特長と扱い方のコツ

発酵食は食材に含まれるたんぱく質やでんぷん質などを、乳酸菌、麹菌、酵母菌などの微生物が分解して生じたアミノ酸や乳酸、アルコールなどを加工した食品のこと。

分解されているため栄養素の消化・吸収にすぐれ、生じた成分により栄養価もうまみもアップ、さらに各種菌類は腸内細菌と反応しあって環境を活性化して免疫力を高めてくれるという、まさにいいことずくめです。

日本には、食品だけでなく、みそやしょうゆ、塩麹など、ふだん使いの調味料にも発酵食が多いため、さまざまな形で発酵パワーを摂取することができます。まずは、左にあげた食品を一日1回、毎日食べるようにするといいでしょう。

納豆は糸がひくまでしっかり混ぜる

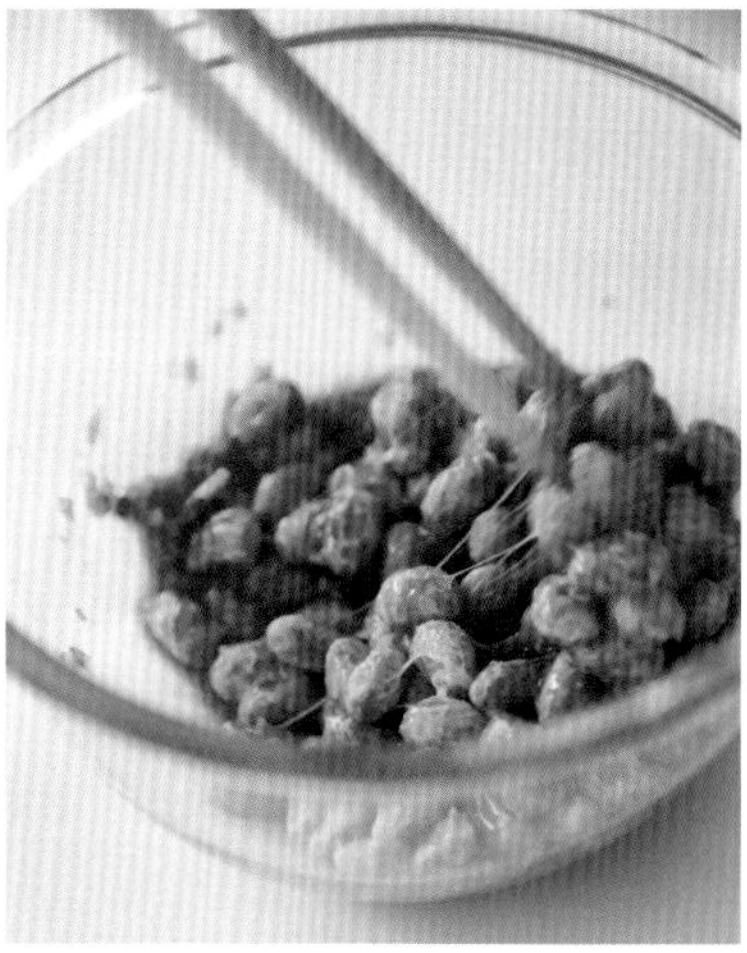

納豆のネバネバは食物繊維の一種。混ぜれば混ぜるほど糸をひき、ネバネバパワーを引き出すことができるうえ、ネバネバがクリーミーになって風味もアップ。ただし、料理によっては、あまり混ぜない場合もあり。

キムチは発酵がすすんだものも美味

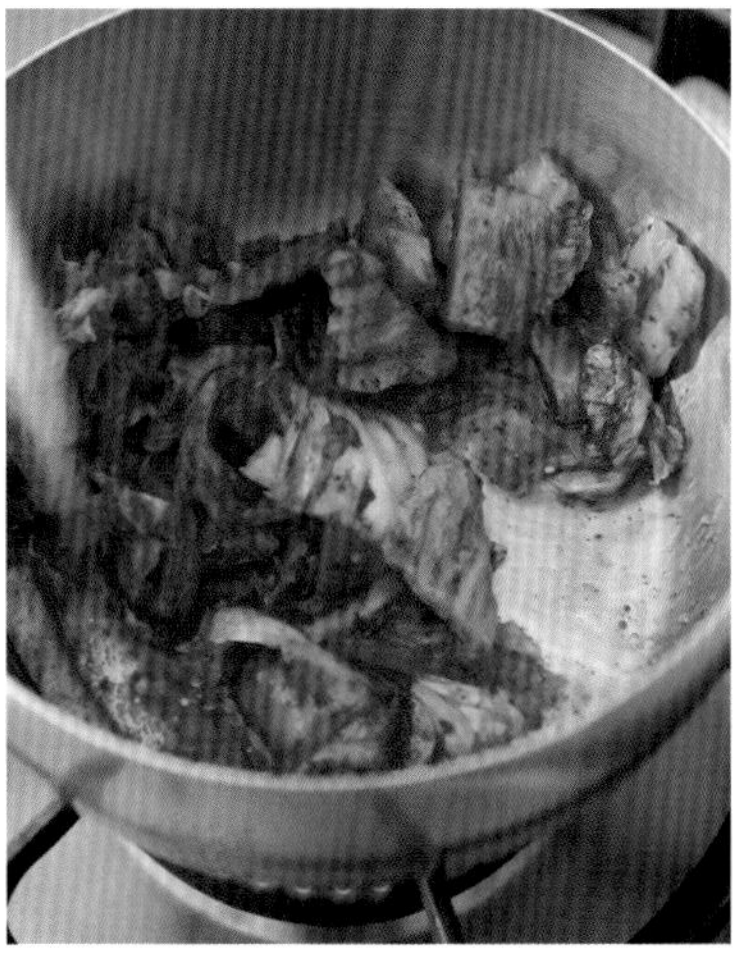

発酵食は時間がたてばたつほど発酵度合いがすすむ。キムチの場合は時間経過とともに酸味と匂いがきつくなるが、加熱料理に利用すれば風味に変わり、より強くなった発酵パワーも無駄なくとれる。

◎納豆

蒸した大豆に納豆菌を加えて発酵させたもので、畑の肉といわれる大豆よりも栄養価が高く、かつ消化・吸収にすぐれた形でとることができます。また、ネバネバ成分に含まれるナットウキナーゼという酵素が、血栓を溶かし、血液をサラサラにしてくれることがわかっています。たんぱく質のほか、各種ビタミンとミネラルがバランスよく含まれていて食物繊維も豊富な優等生。

◎キムチ

白菜などの野菜を塩、唐辛子、アミエビや塩辛、にんにくなどのたくさんの薬味につけて乳酸発酵させたもの。豊富な乳酸菌が腸内環境を整えるほか、多様な薬味が身体を温め、唐辛子のカプサイシンパワーによって各種代謝を促してくれます。ビタミンもたっぷり。市販品の中には、調味液につけただけで発酵させていないキムチもあるので注意しましょう。

◎ヨーグルト

牛乳に乳酸菌を加えて発酵させたもの。乳酸菌は数多くの種類があり、いずれも腸内環境を整えるほか、さまざまな効果が期待できますが、その人の腸内環境にあう乳酸菌はそれぞれ違うといわれています。ヨーグルトの発酵パワーは毎日食べることで効果が表れるので、自分にあったヨーグルトはどれか、2週間ほど続けて様子を見るのがいいとされています。

この本で使っている**発酵食品**

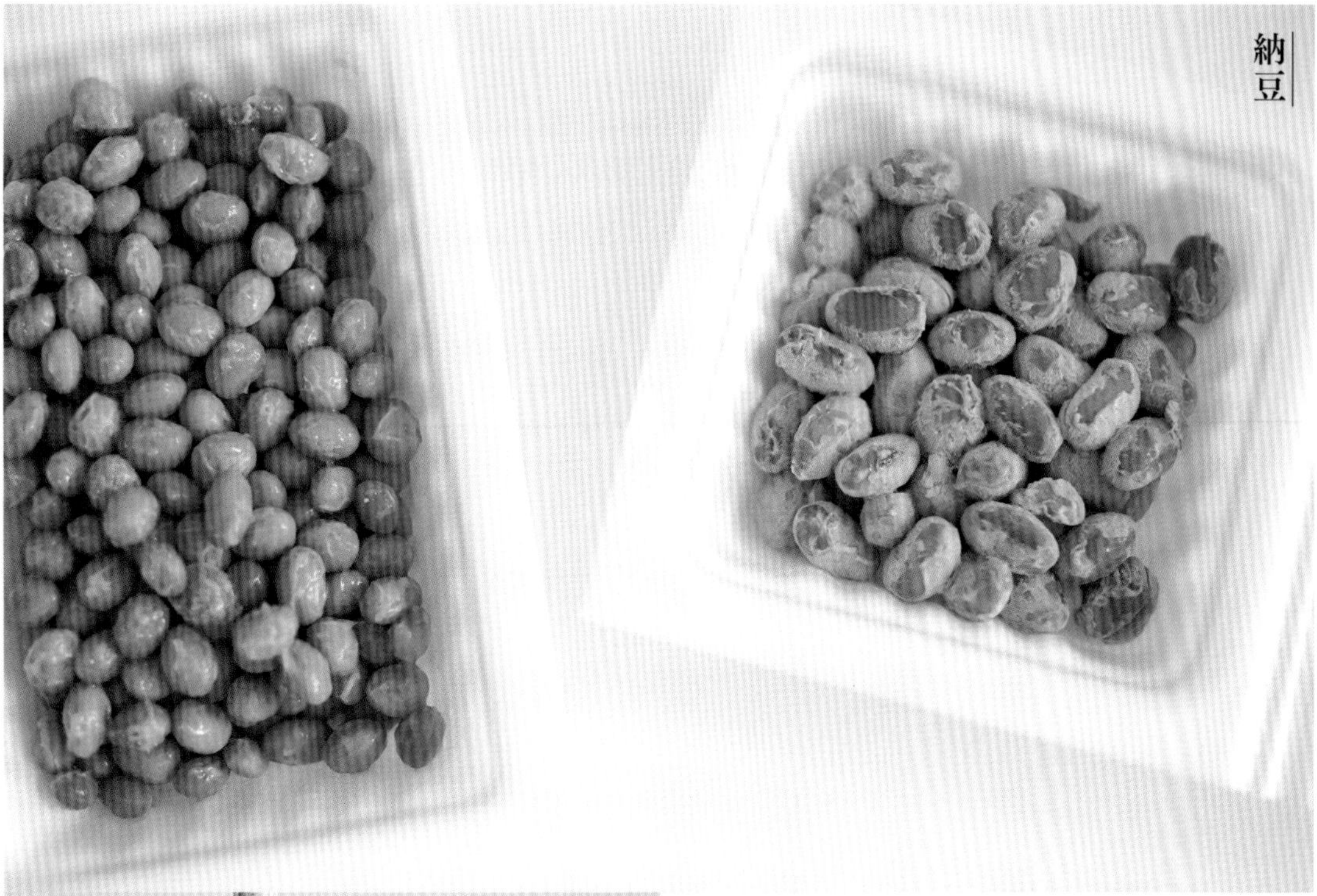
納豆

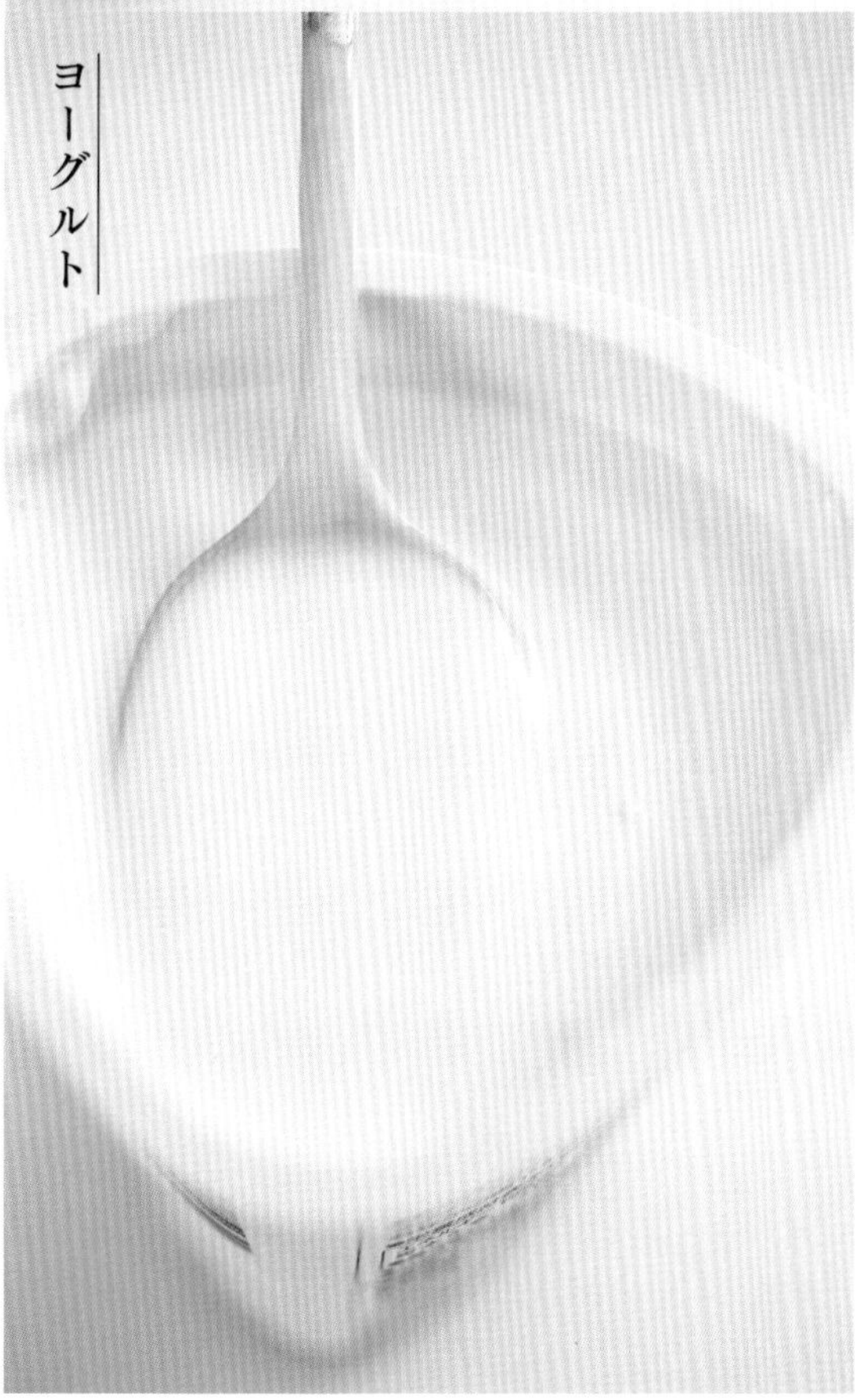
ヨーグルト

キムチ

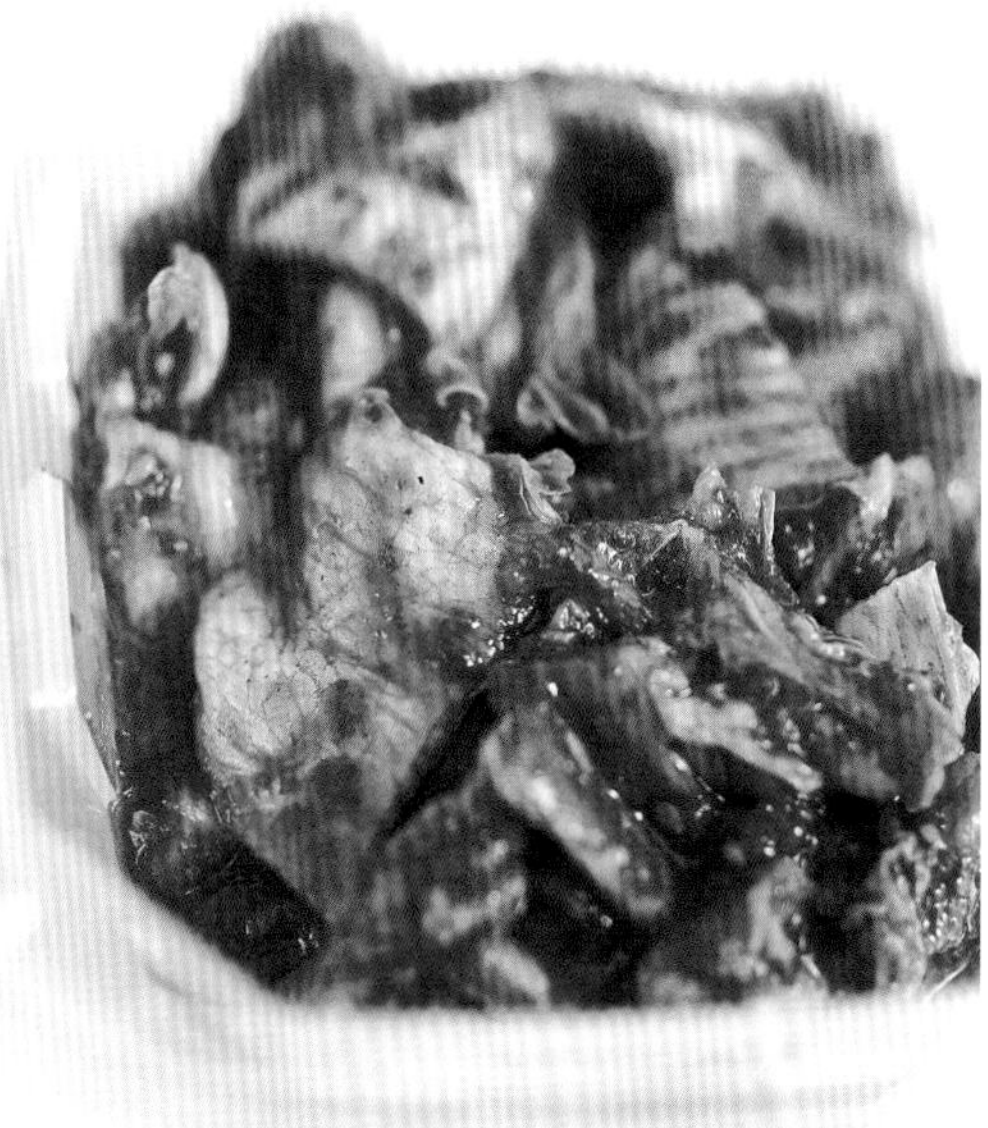

しょうゆだけじゃない！ 毎日納豆

毎日食べたいものだからこそバリエーションを楽しみましょう
思った以上に味に変化が出ます

さっぱりと、口あたり良く食べられます

酢納豆

[材料（2人分）と作り方]

納豆2パック（80g）を粘りが出るまでよく混ぜる。黒酢大さじ1をかけて、好みでしょうゆと青のり各少々をかけて混ぜる。

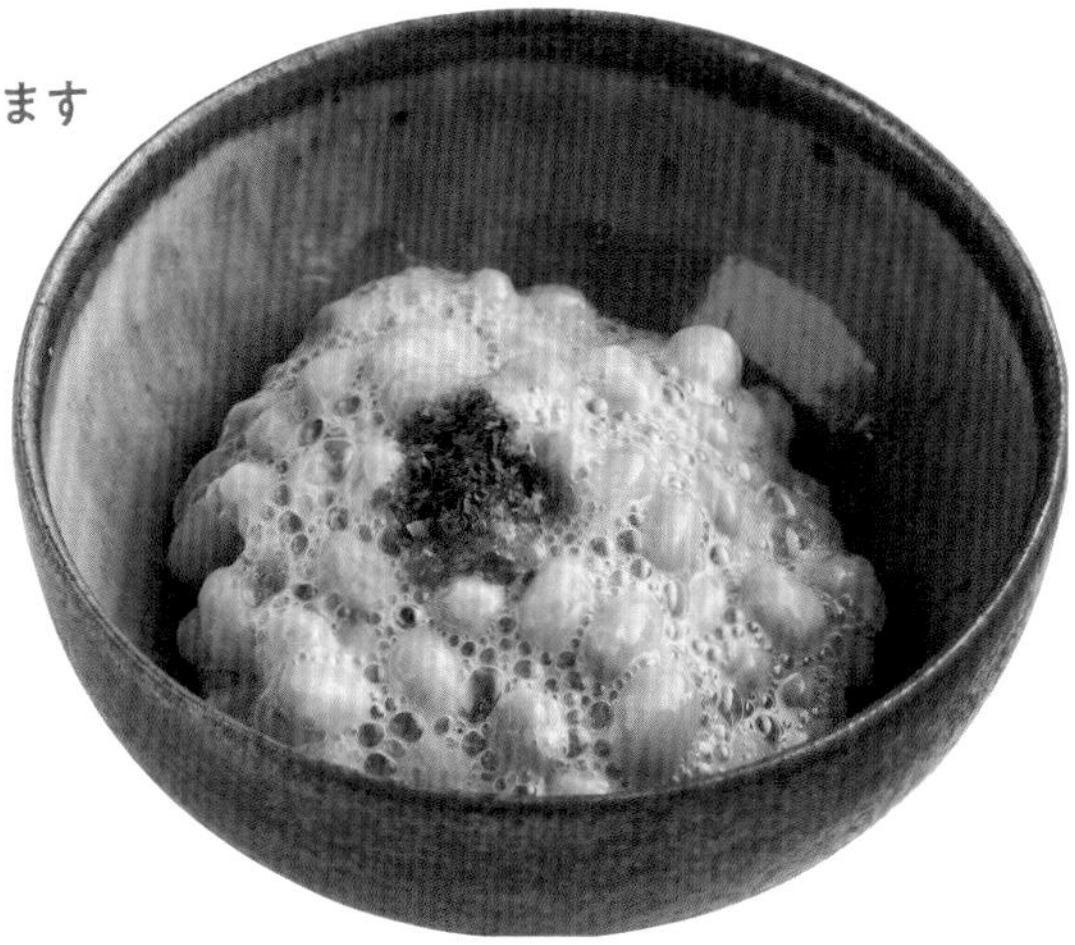

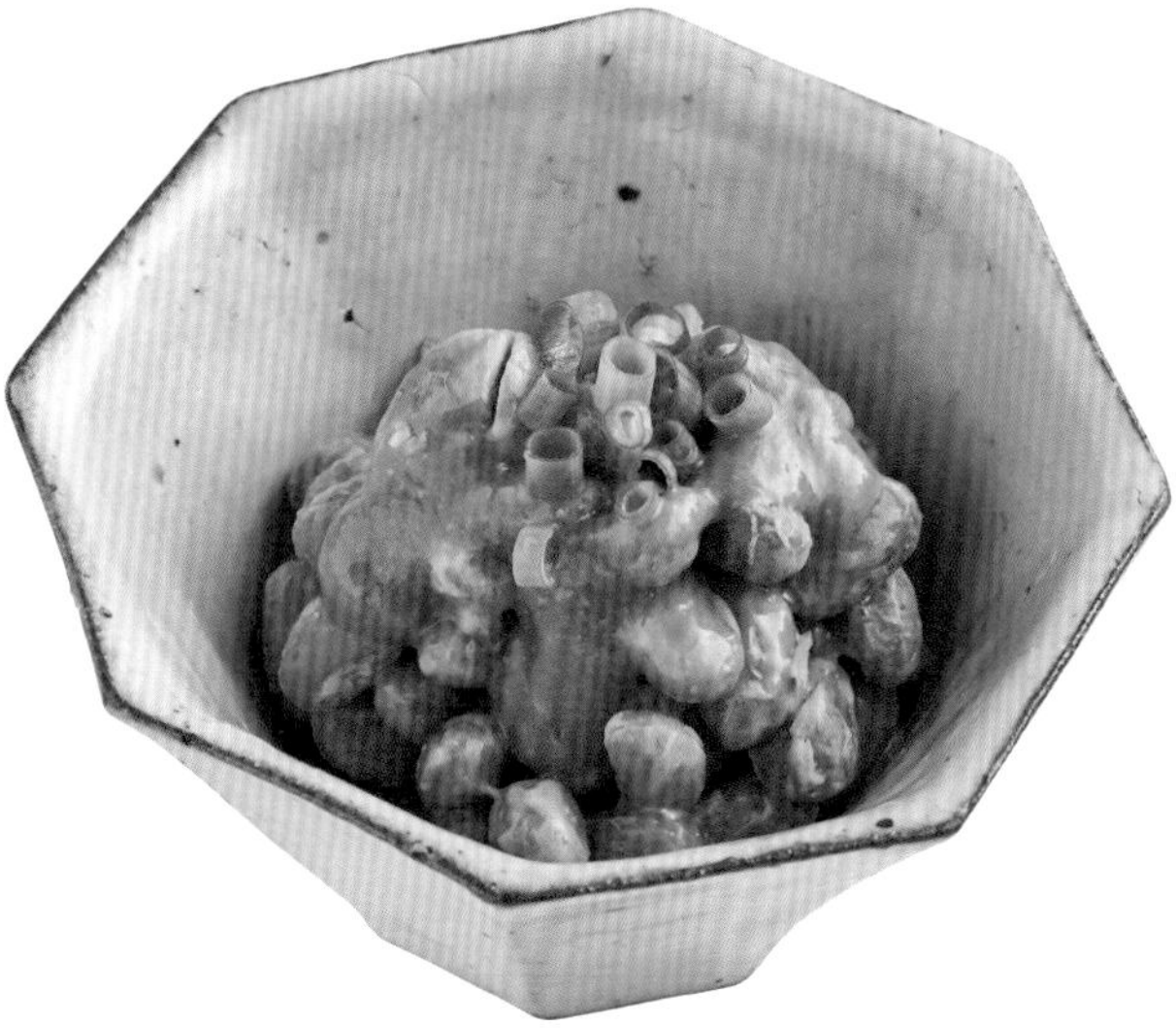

ごはんにぴったり！

みそ納豆

[材料（2人分）と作り方]

納豆2パック（80g）を粘りが出るまでよく混ぜる。みそと水各小さじ1を合わせたものをかけて、好みで細ねぎの小口切り少々を加えて混ぜる。

発酵×発酵で風味良く

塩麹納豆

[材料（2人分）と作り方]

納豆2パック（80g）を粘りが出るまでよく混ぜる。塩麹小さじ1を加えて、混ぜる。

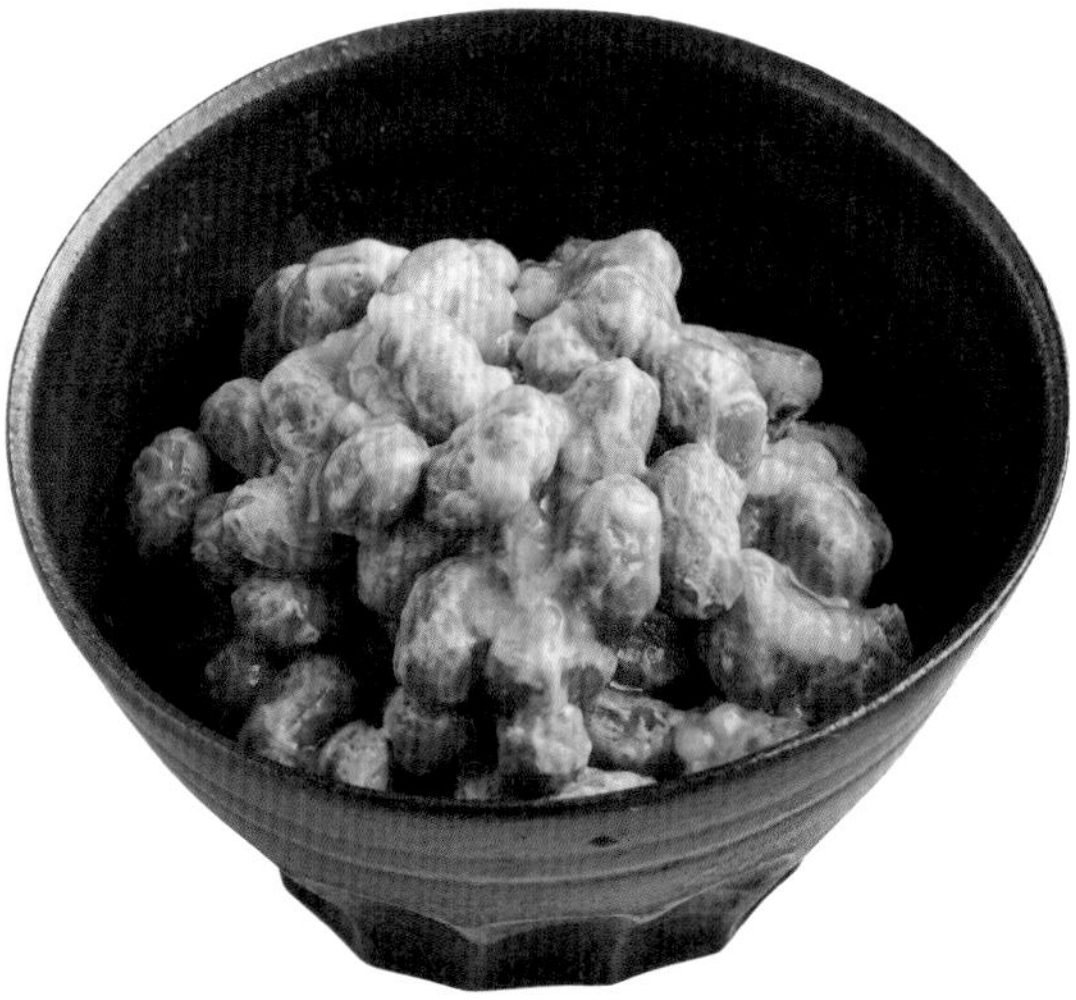

β-カロテン野菜といっしょに つまみにもおかずにもなる納豆

ネバネバ、発酵食、たんぱく質の要素を兼ね備えた納豆は
β-カロテンと合わせれば、ベストバランスなおかずに！

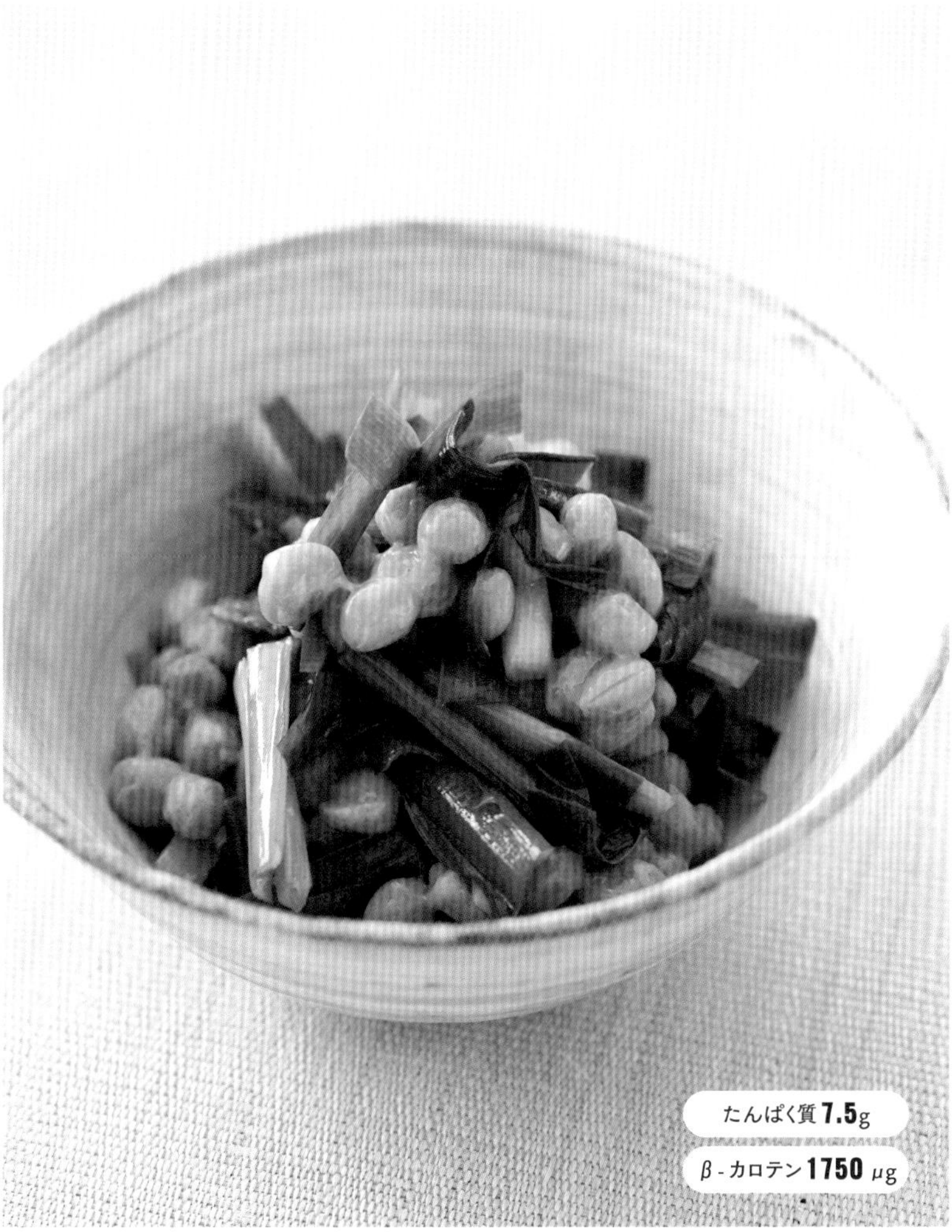

ニラを炒めてβ-カロテンの吸収率アップ

納豆とニラのあえもの

［材料］ 2人分

納豆…2パック(80g)
ニラ…1束
塩…小さじ1/4
ごま油…大さじ1/2

［作り方］

1 ニラは3cm長さに切る。

2 フライパンにごま油を熱し、ニラを炒める。しんなりしたら、塩を加えてさっと炒める。

3 納豆を粘りが出るまでよく混ぜ、2のニラを加えてあえる。

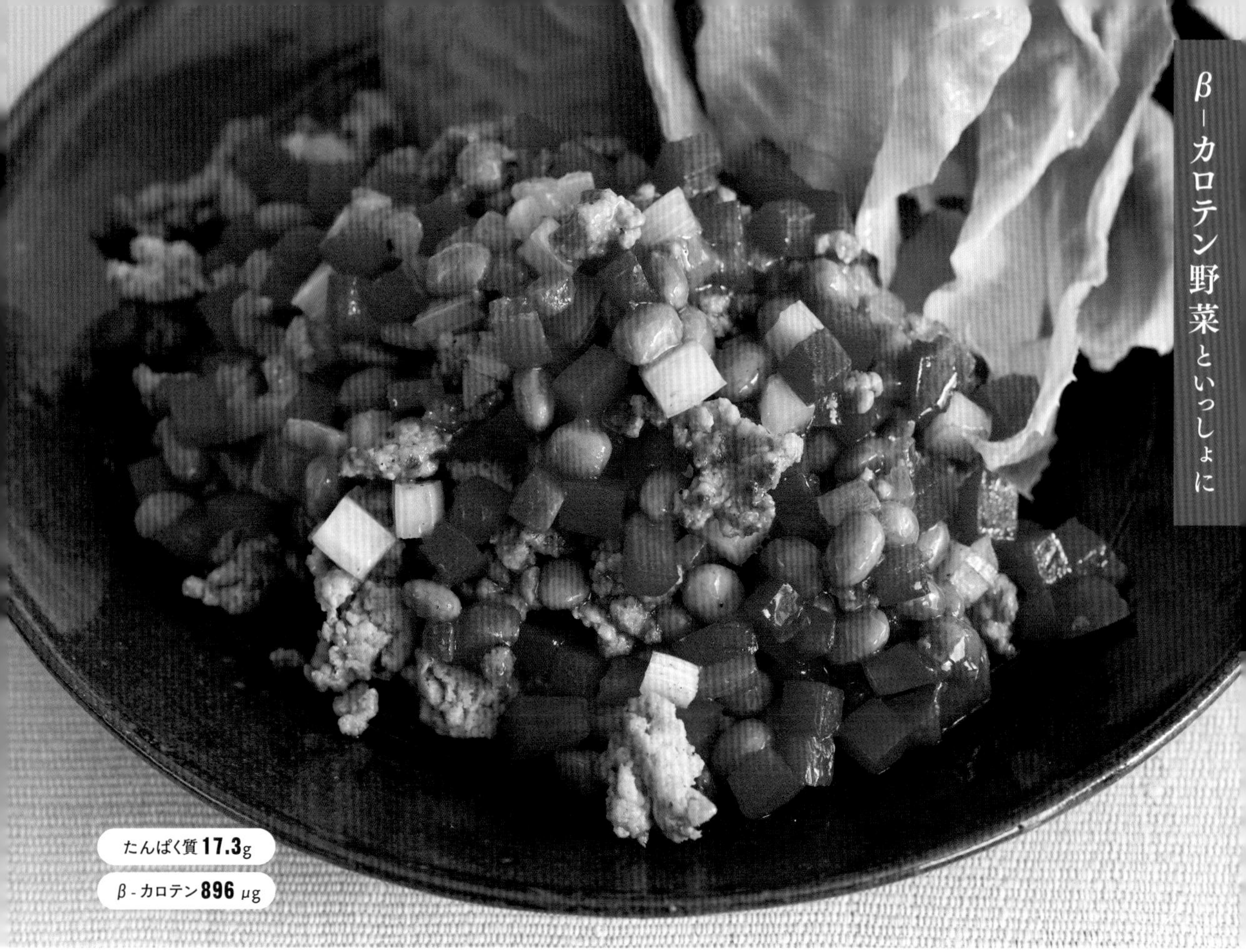

粒の大きさを合わせて、手早く炒めるのがコツ

納豆とどっさり野菜のツブツブ炒め

［材料］ 2人分

納豆 … 2パック(80g)
A（しょうゆ大さじ1、砂糖小さじ1/2）
豚ひき肉 … 100g
セロリ … 1/2本
赤パプリカ … 1個
玉ねぎ … 1/4個
塩、こしょう … 各少々
植物油 … 小さじ1
サラダ菜 … 1/2個

［作り方］

1 セロリ、パプリカ、玉ねぎは、納豆と同じくらいの大きさのみじん切りにする。

2 フライパンに油を熱し、セロリと玉ねぎを炒め、香りが立ったらひき肉を加える。肉がパラリとなったら、塩、こしょうを加えてさらに炒める。

3 パプリカとAを混ぜた納豆を加え、手早く炒め合わせて火を止める。器に盛り、サラダ菜を添える。
＊サラダ菜に包んで食べても。

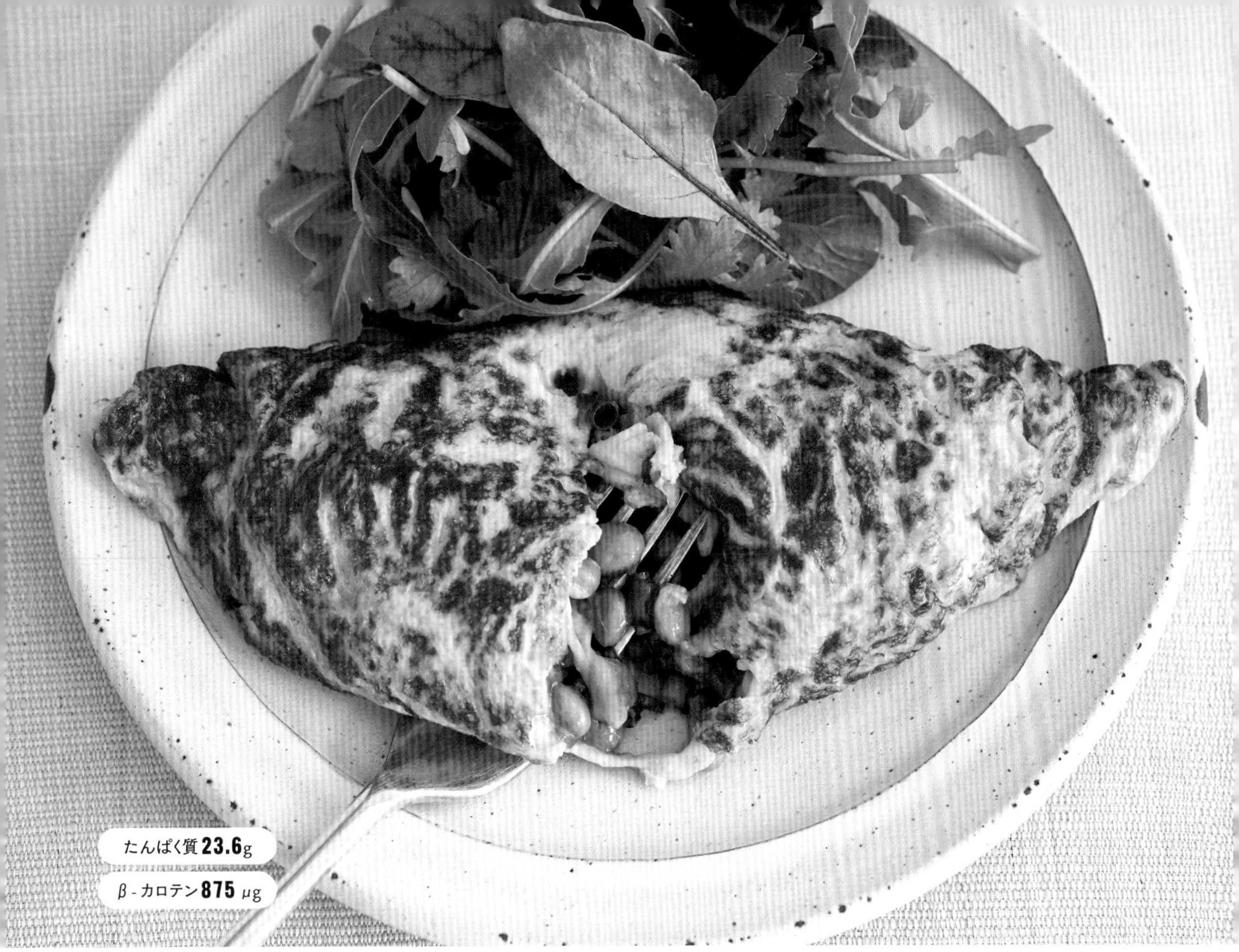

ごはんにも合う、和風のオムレツ

細ねぎたっぷり納豆オムレツ

［材料］ 2人分

納豆 … 2パック(80g)
しょうゆ … 大さじ1/2
細ねぎ … 5本(50g)
溶き卵 … 3個分
A(牛乳大さじ3、塩・こしょう各少々)
ピザ用チーズ … 40g
バター … 15g
ベビーリーフ … 20g

［ 作り方 ］

1 納豆はしょうゆを加えて混ぜる。細ねぎは小口切りにする。溶き卵に**A**を加えてよく混ぜる。

2 直径20cmのフライパンにバターの半量を溶かし、卵液の半量を流し入れて大きく混ぜる。半熟状になったらチーズ、納豆、細ねぎを各半量のせてオムレツにする。これをもう1個作る。

3 器に盛り、ベビーリーフを添える。

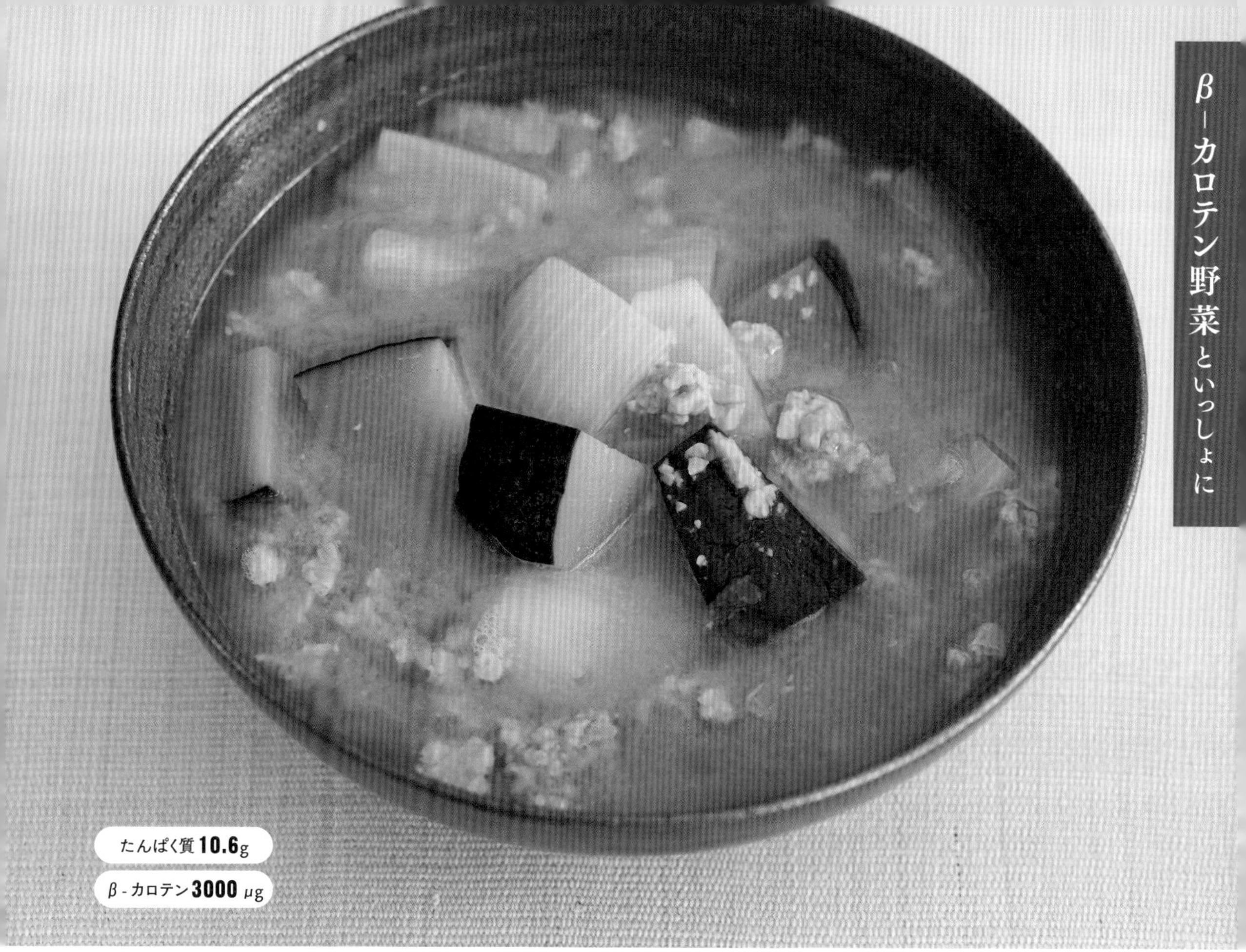

納豆とかぼちゃの汁物

納豆は粒が細かいほど匂いが気になりません

［材料］ 2人分

刻み納豆 … 2パック(80g)
かぼちゃ … 150g
玉ねぎ … 1/4個
だし汁 … 2カップ
みそ … 大さじ1と1/2

［ 作り方 ］

1 かぼちゃと玉ねぎは2cmの角切りにする。

2 鍋にだし汁とかぼちゃ、玉ねぎを入れて火にかけ、10分ほど煮る。かぼちゃがやわらかくなったらみそを溶き入れ、煮立つ直前に納豆を加えて火を止める。

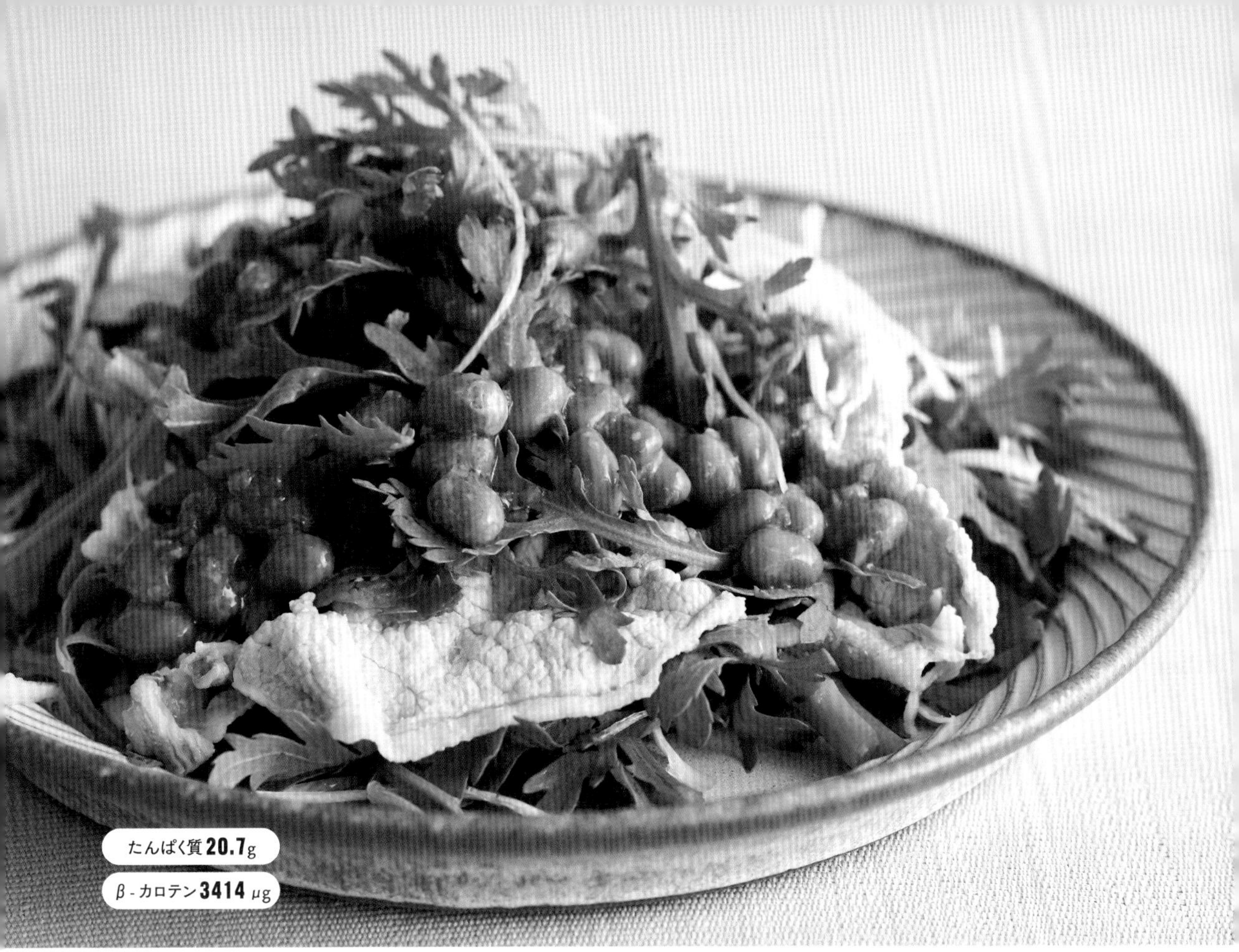

たんぱく質 **20.7**g

β-カロテン **3414** μg

とろとろ納豆が、具とソースの両方を担当！

納豆と春菊、豚しゃぶのおかずサラダ

［材料］ 2人分

納豆 … 1パック(40g)
A（しょうゆ・酢各大さじ1、砂糖・豆板醤各小さじ1/2、
にんにくとしょうがのみじん切り各1かけ分、ごま油小さじ1）
春菊 … 150g
長ねぎ … 1/3本
豚ロースしゃぶしゃぶ用肉 … 150g
B（酒大さじ1）

［作り方］

1 納豆は**A**を加えてよく混ぜ、納豆ソースを作る。春菊は軸と葉に分け、軸は2cm長さ、葉はざく切りにする。長ねぎは縦半分にし、斜め薄切りにする。豚肉は**B**をまぶす。

2 鍋に熱湯を沸かし、塩少々（分量外）を加え、春菊の茎を入れて20秒後に取り出す。次に、肉を1枚ずつ入れて湯がフツフツしない程度の火加減で火を通し、ザルにあげる。

3 器に春菊の茎、葉の半量、長ねぎ、豚肉を盛り合わせる。**1**の納豆ソースを回しかけ、春菊の葉の残りをのせる。

飽きずに食べられる！ 毎日キムチ

もはや日本の食卓でも定番となったキムチ。その味に負けない調味料と合わせたり、味を中和させる食材であえるのがコツ

コクと風味が際立ちます

キムチのごま油あえ

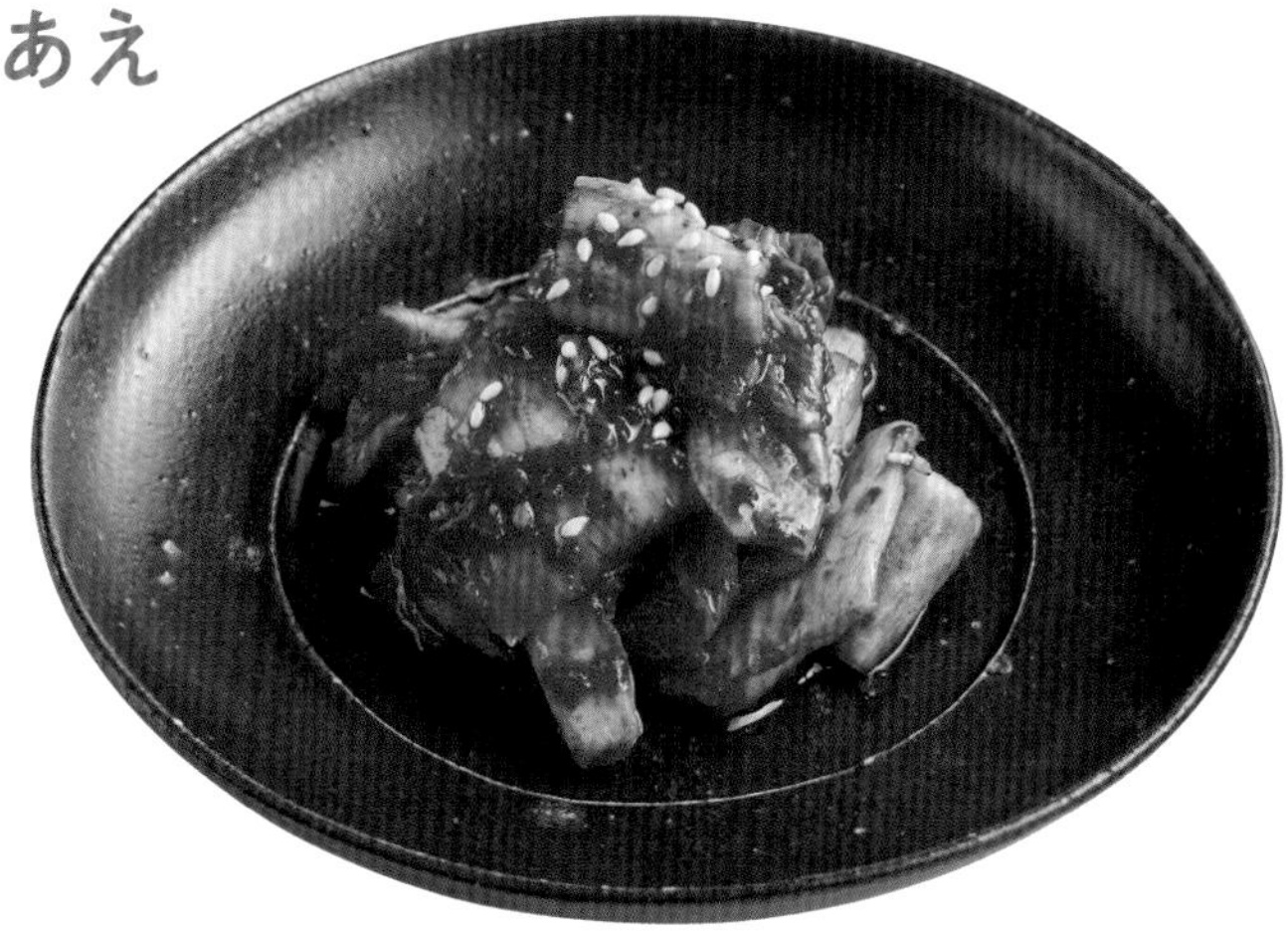

［ 材料（2人分）と作り方 ］

白菜キムチ80gはひと口大に切る。ごま油、白いりごま各小さじ1を加え、あえる。

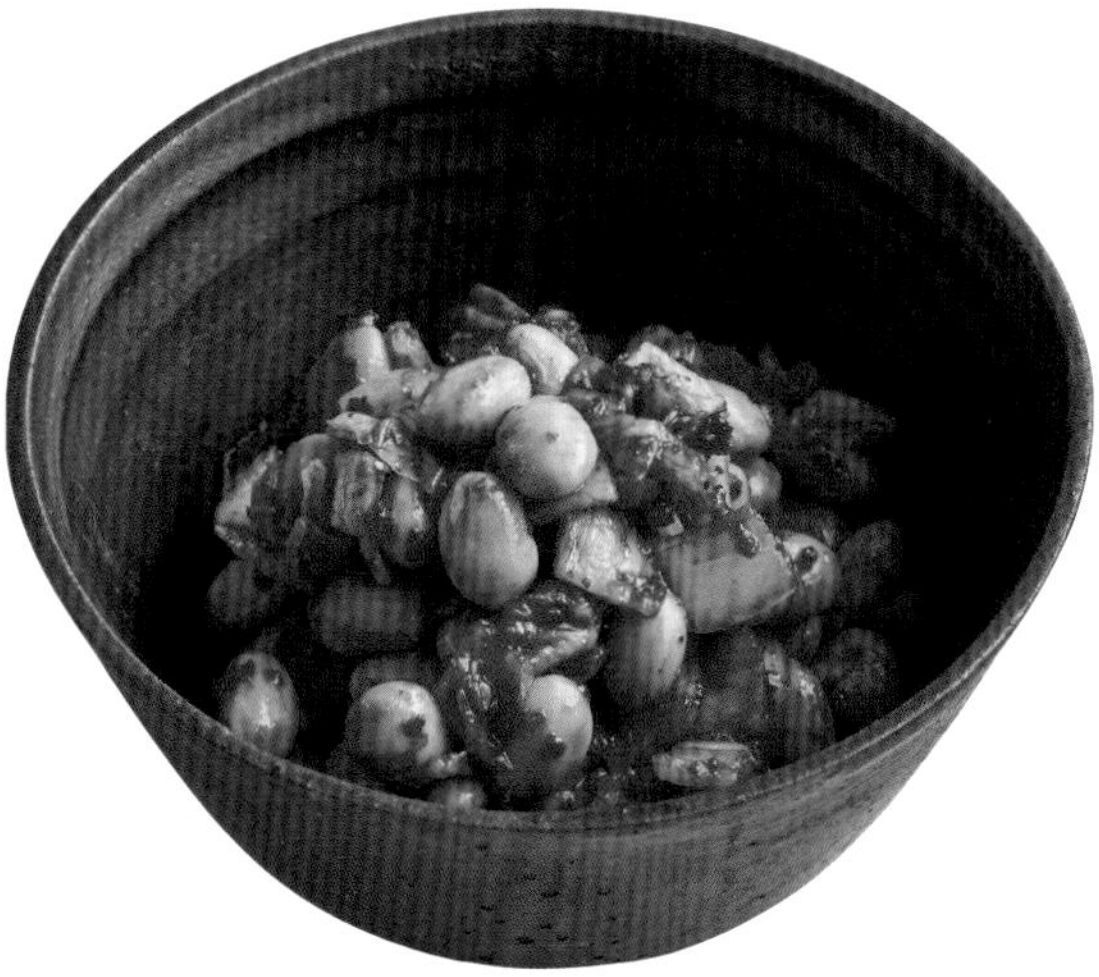

常備菜にもぴったり

ゆで大豆のキムチあえ

［ 材料（2人分）と作り方 ］

白菜キムチ80gはみじん切りにして、ゆで大豆100gとあえる。

玉ねぎと酢でまろやかに

梅キムチ

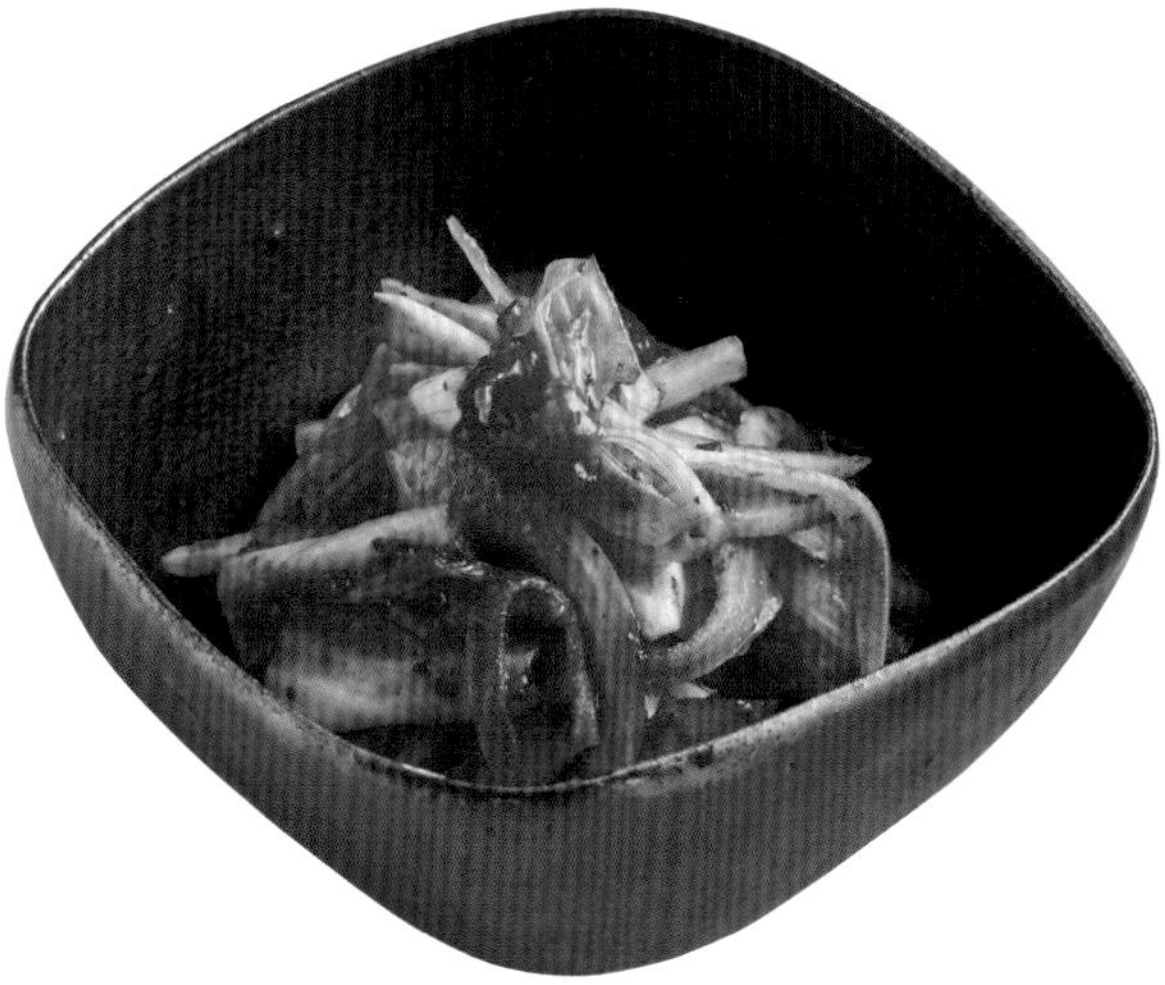

［ 材料（2人分）と作り方 ］

白菜キムチ80gはひと口大に切る。玉ねぎ1/4個は薄切りにして酢小さじ1をかける。キムチ、玉ねぎ、梅肉小さじ1をあえる。

たんぱく質といっしょに つまみにもおかずにもなるキムチ

たんぱく質と合わせれば、栄養バランスだけでなく
ボリュームもうまみもグーッと上がります

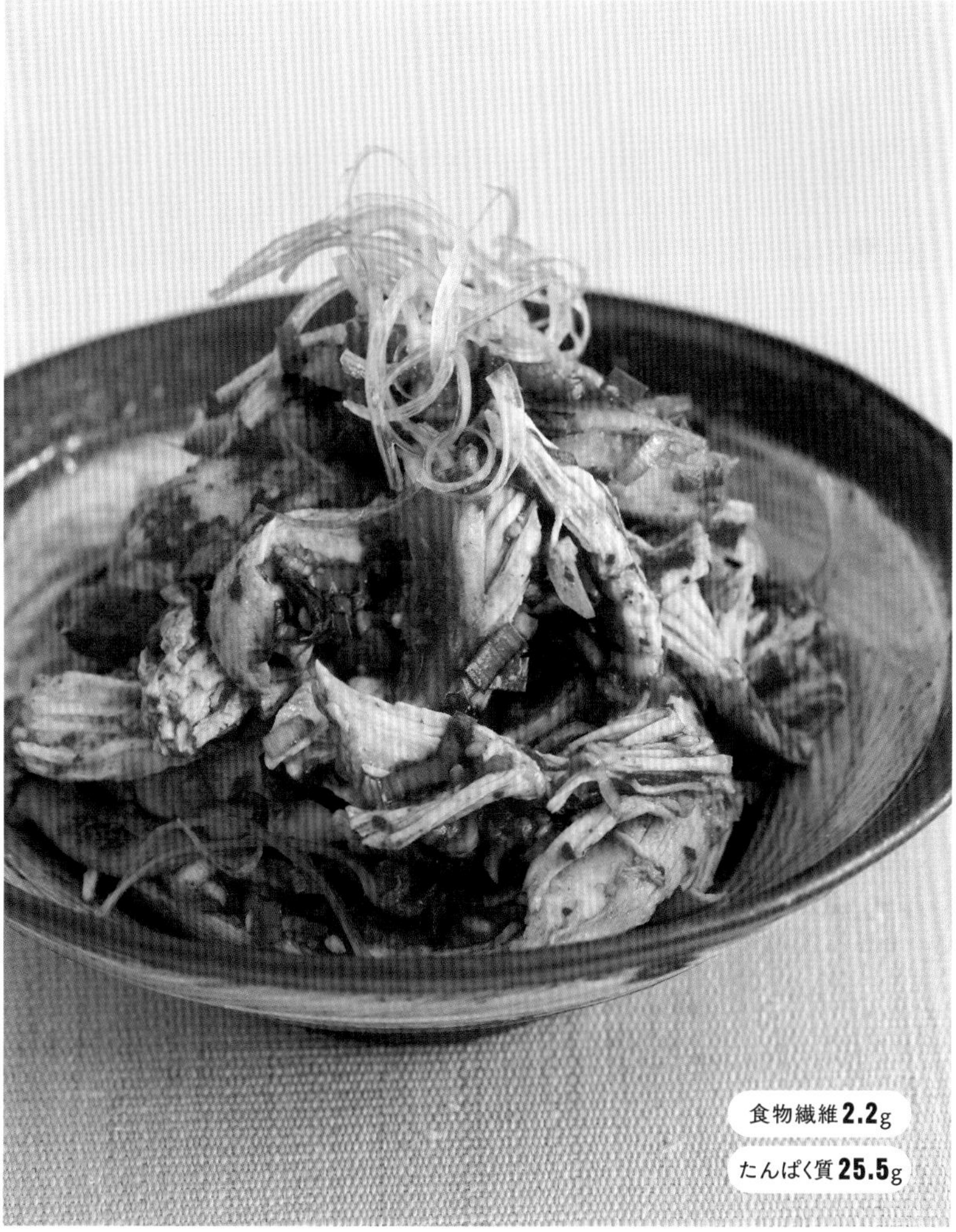

やわらか鶏肉を、キムチとニラでパワフルに

鶏むね肉のレンジ蒸し キムチあえ

［材料］　2人分

白菜キムチ … 60g
鶏むね肉(皮なし) … 1枚(200g)
A(酒・しょうがの搾り汁各小さじ1)
長ねぎの青い部分 … 1本分
ニラ … 1/3束
B(ごま油・白すりごま各小さじ2、
しょうゆ小さじ1)

［作り方］

1 キムチはひと口大に切る。鶏肉は耐熱皿に置き、Aをまぶして20分室温におく。電子レンジで3分加熱し、そのまま10分蒸らしたら、食べやすくさく。長ねぎは細切りに、ニラは小口切りにする。

2 鶏肉、キムチ、長ねぎの半量、ニラ、Bを合わせてよく混ぜる。器に盛り、残りの長ねぎをのせる。

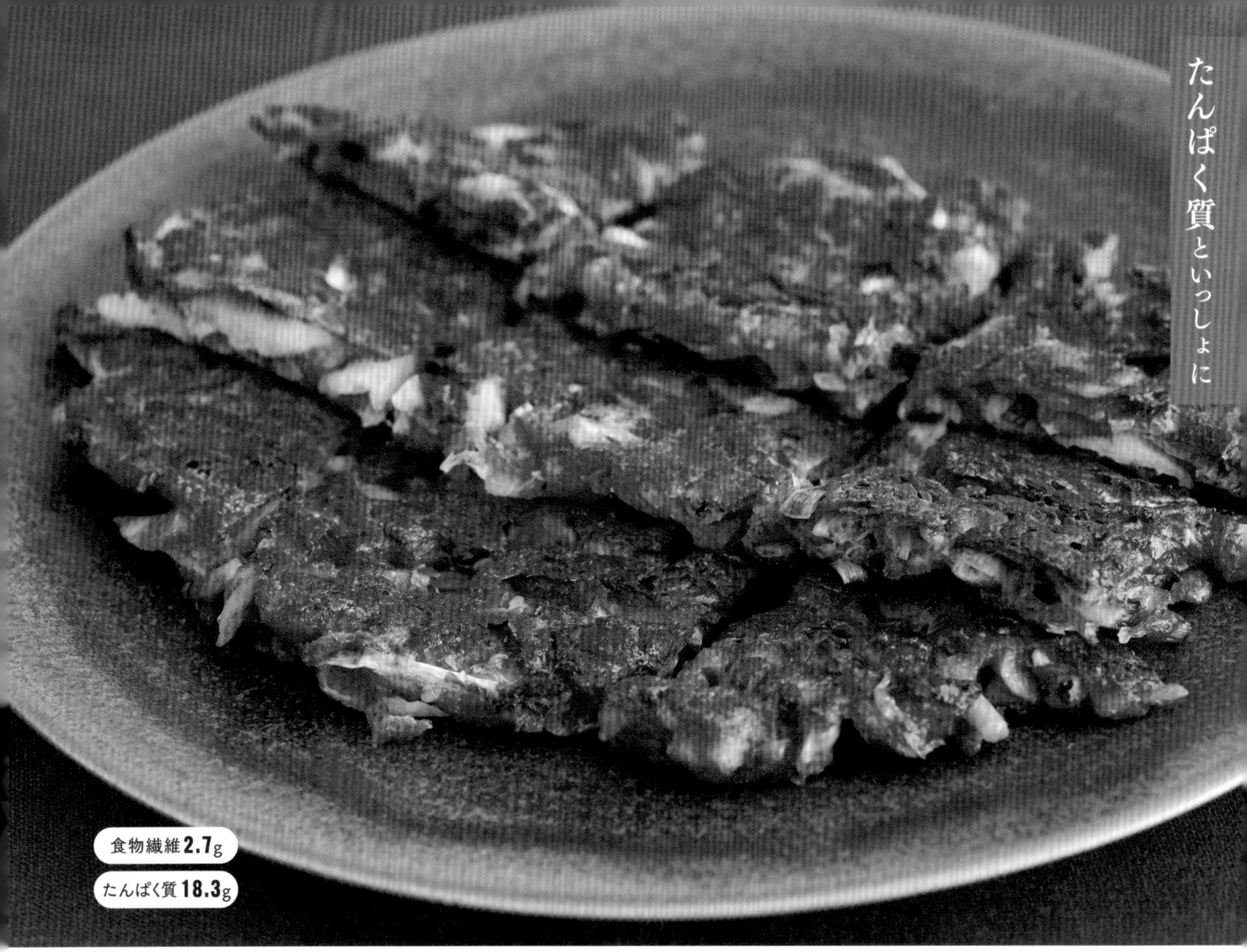

食物繊維 **2.7**g
たんぱく質 **18.3**g

味つけは、あさりとキムチのうまみだけ！

キムチとあさりのチヂミ

［材料］ 2人分

白菜キムチ … 100g
あさり水煮缶 … 1缶(130g)
細ねぎ … 5本(50g)
小麦粉 … 3/4カップ
植物油 … 大さじ1

［作り方］

1. キムチはひと口大に切る。あさりは身と缶汁を分ける。ねぎは3cm長さに切る。
2. ボウルにキムチ、あさりの身、ねぎを入れて混ぜ、小麦粉を加え、あさりの汁を大さじ2〜3程度、粉っぽさがなくなるくらいに混ぜる。
3. 直径26cmのフライパンに油を熱し、**2**の生地を広げ入れ、両面を5分ずつ焼く。

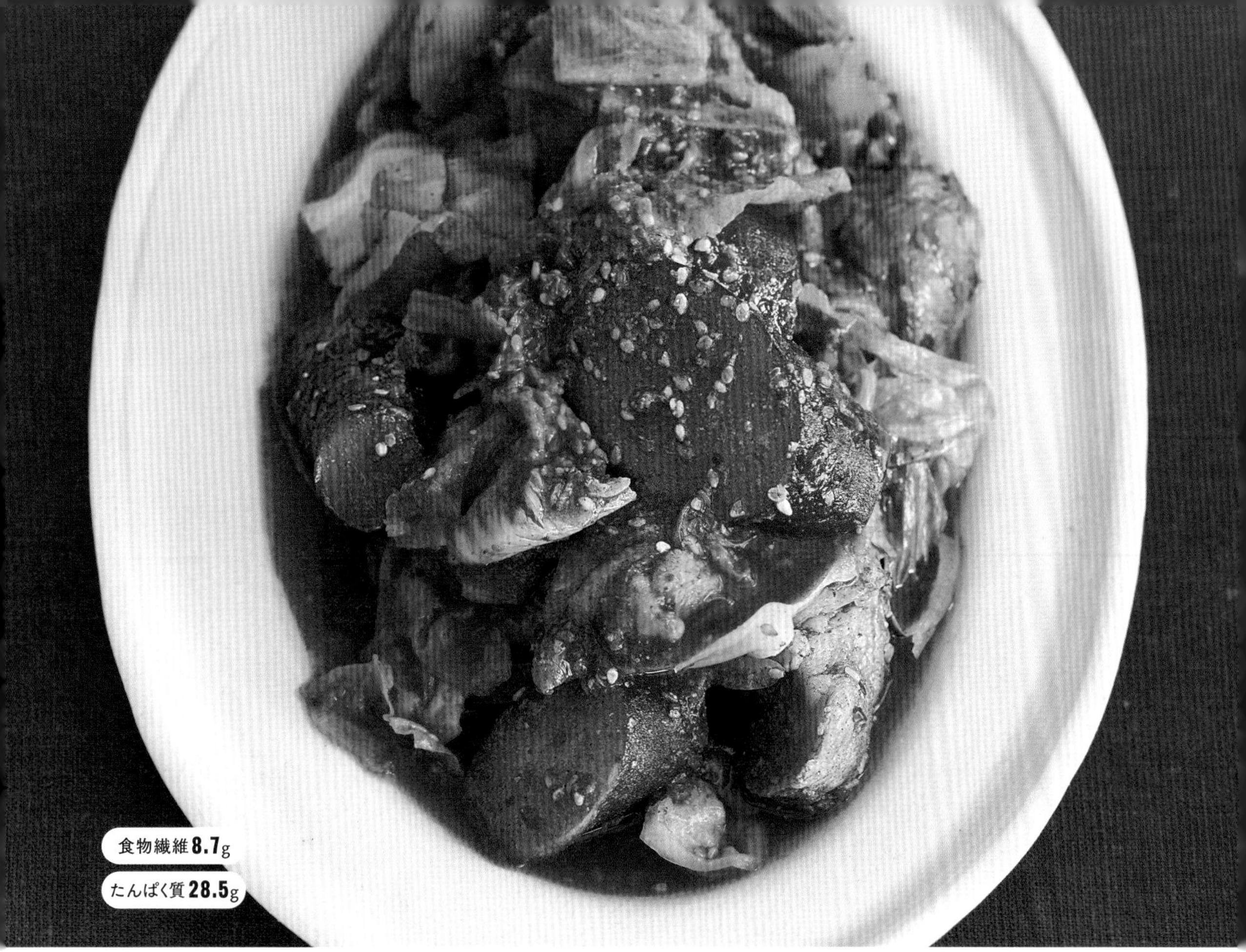

さつまいもで、オリゴ糖と食物繊維もプラス

鶏もも肉のタッカルビ風

［材料］ 2人分

白菜キムチ … 150g
鶏もも肉 … 1枚(250g)
さつまいも … 1本
キャベツ … 300g
A（白すりごま大さじ2、
しょうゆ・みりん・はちみつ・コチュジャン各大さじ1、
カレー粉大さじ1/2、おろしにんにく1かけ分）

［作り方］

1 キムチ、鶏肉はひと口大に切る。さつまいもはひと口大の乱切りにして水にさらす。キャベツは5cm大の角切りにする。

2 フライパンにAを入れてよく混ぜ、鶏肉をもみこむ。水けをきったさつまいも、キャベツ、キムチをのせて、水1/2カップを入れて、フタをして強火にかける。

3 蒸気が出てきたら中火にして15分、時々混ぜながら肉とさつまいもに火が通るまで蒸し煮する。

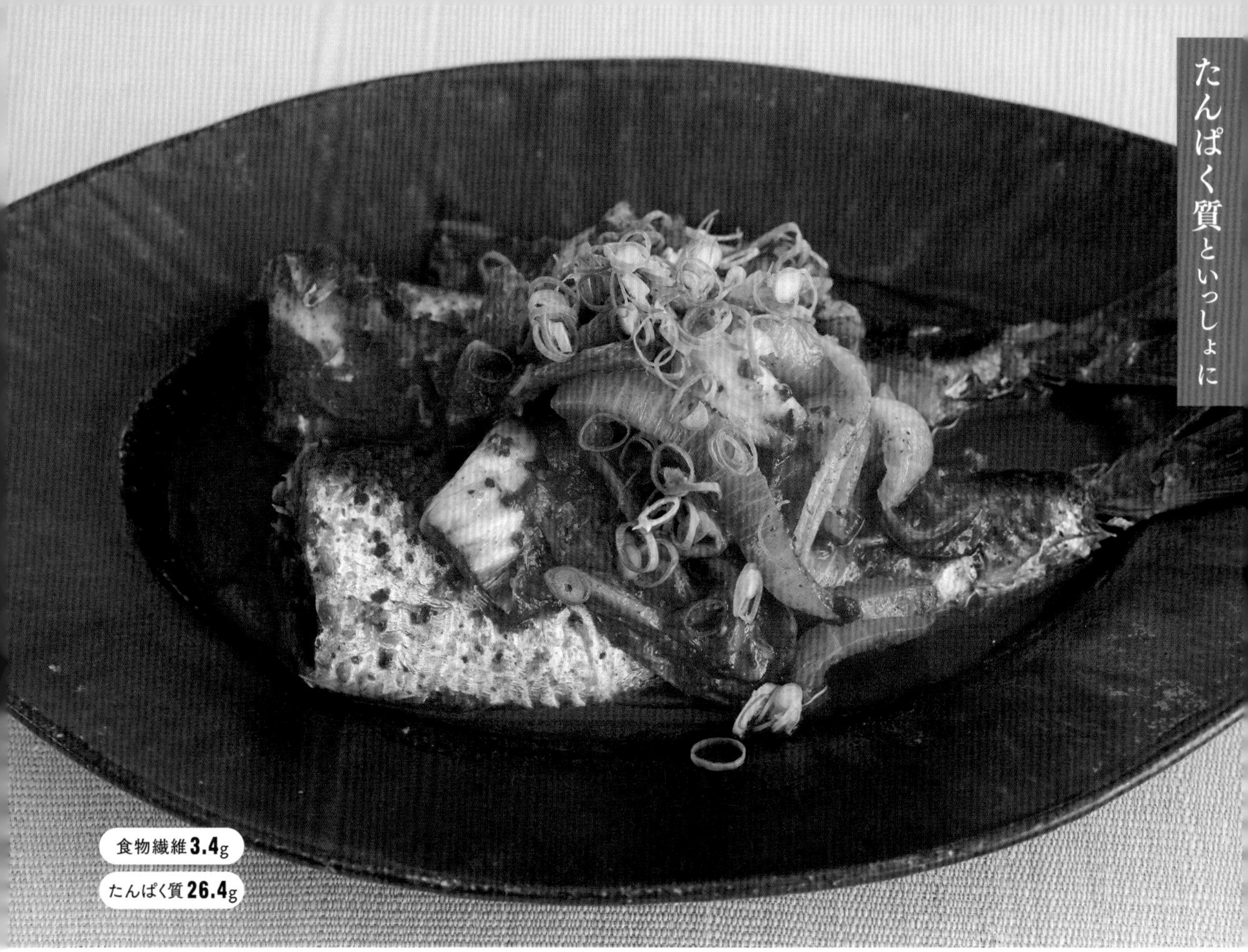

食物繊維**3.4**g

たんぱく質**26.4**g

ごま油で、風味よく仕上げます

キムチといわしの煮物

［材料］ 2人分

白菜キムチ … 100g
いわし … 小4尾
玉ねぎ … 1個
わけぎ … 1本
A（しょうゆ・コチュジャン・はちみつ各大さじ1/2、
おろしにんにく1かけ分）
ごま油 … 大さじ1/2

［作り方］

1 キムチはひと口大に切る。いわしは頭、うろこ、ワタを除き、よく洗う。玉ねぎは繊維を断つように1cm幅の薄切りに、わけぎは小口切りにする。**A**はよく混ぜておく。

2 フライパンにいわしを入れて**A**をかけ、玉ねぎ、キムチをのせる。水1/2カップを入れて強火にかける。

3 煮立ったら中火にしてフタをして15分煮る。器に盛り、ごま油を回しかけ、わけぎをのせる。

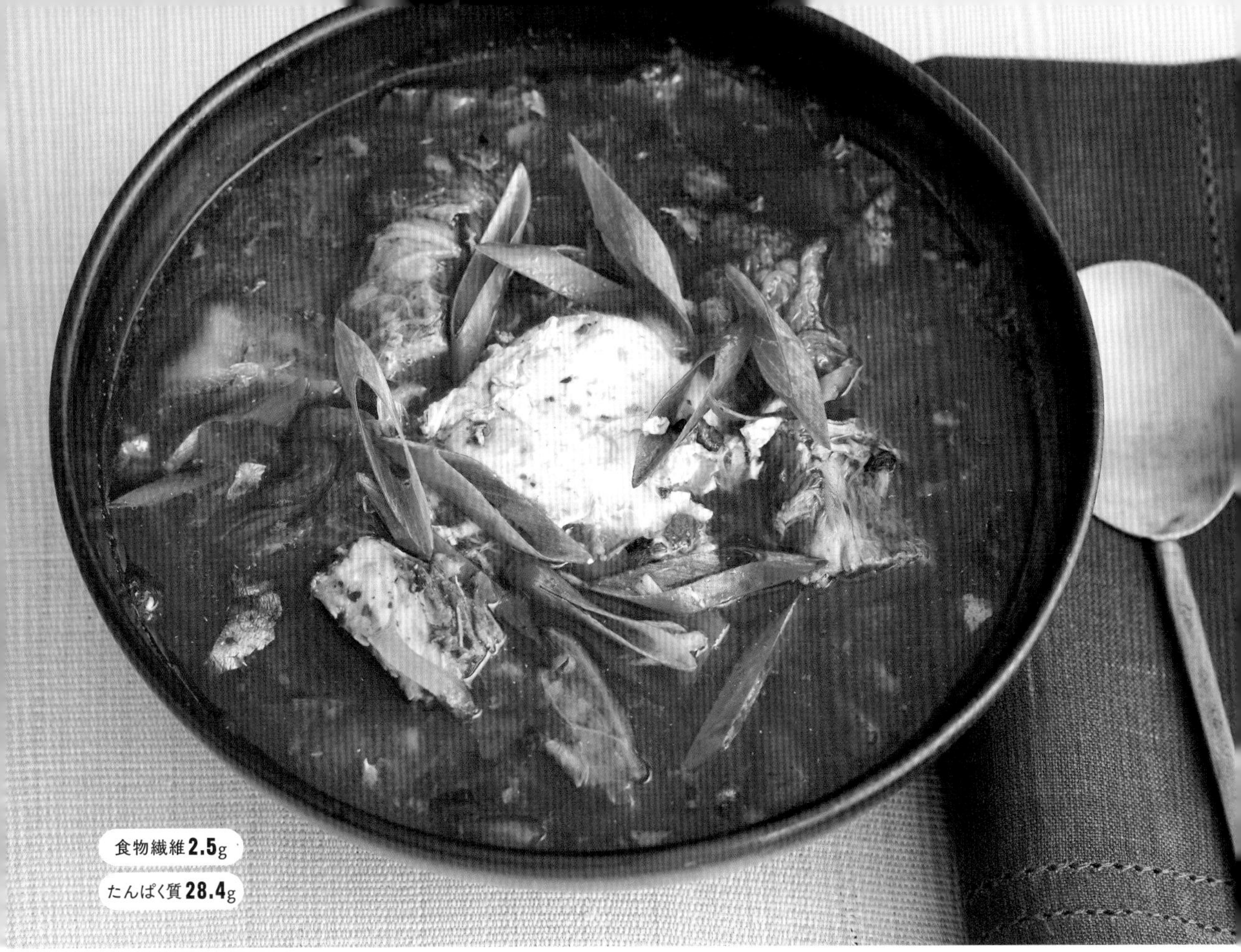

身体の芯からあたたまるチゲを、サバ缶で手軽に

サバ缶と落とし卵のチゲ

［材料］ 2人分

白菜キムチ … 150g
サバ水煮缶 … 1缶（180g）
卵 … 2個
A（酒大さじ1、水2カップ、みそ大さじ1/2）
ごま油 … 大さじ1/2
わけぎの斜め薄切り … 適量

［ 作り方 ］

1 キムチはひと口大に切る。

2 鍋にごま油を熱し、キムチを炒める。油が回ったら、サバを缶汁ごと入れる。**A**を加えてよく混ぜ、5分煮る。

3 卵を割り入れ、好みの加減に火を通し、わけぎをちらす。

いつもとひと味違う！
毎日ヨーグルト

そのまま食べるだけでなく〝料理素材〟にも使えて、メインディッシュとして食べられるアレンジを紹介！

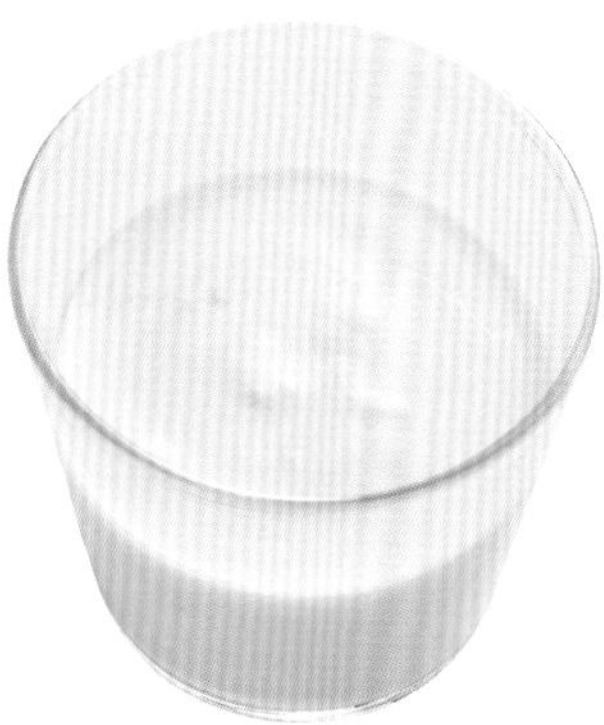

麹菌と乳酸菌で、菌活パワーアップ

塩麹ヨーグルト

［ 材料（4人分）と作り方 ］

プレーンヨーグルト（無糖）400gに塩麹大さじ2を混ぜる。

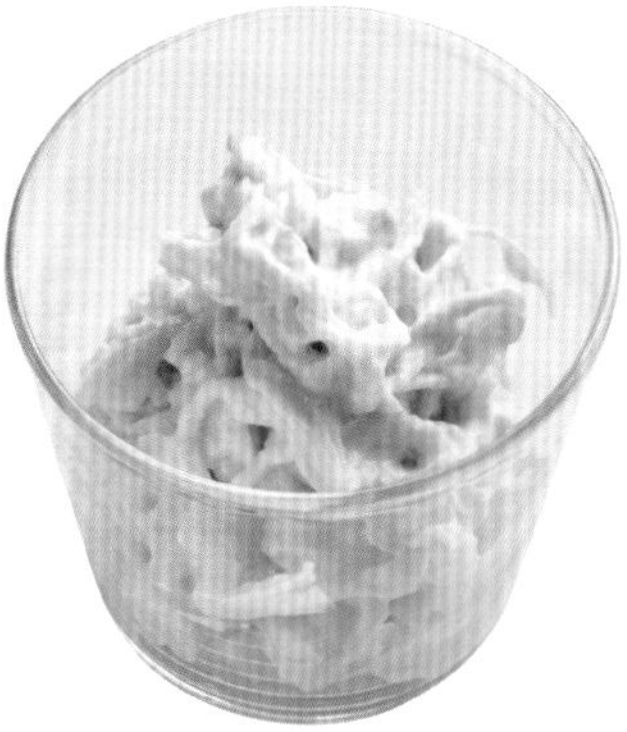

カルシウムと食物繊維の補給に

切干大根ヨーグルト

［ 材料（4人分）と作り方 ］

切干大根60gはよく洗ってしっかりと水けを絞り、食べやすい長さに切る。保存容器にプレーンヨーグルト（無糖）400gと共に入れて混ぜ、冷蔵室に入れて一晩おく。

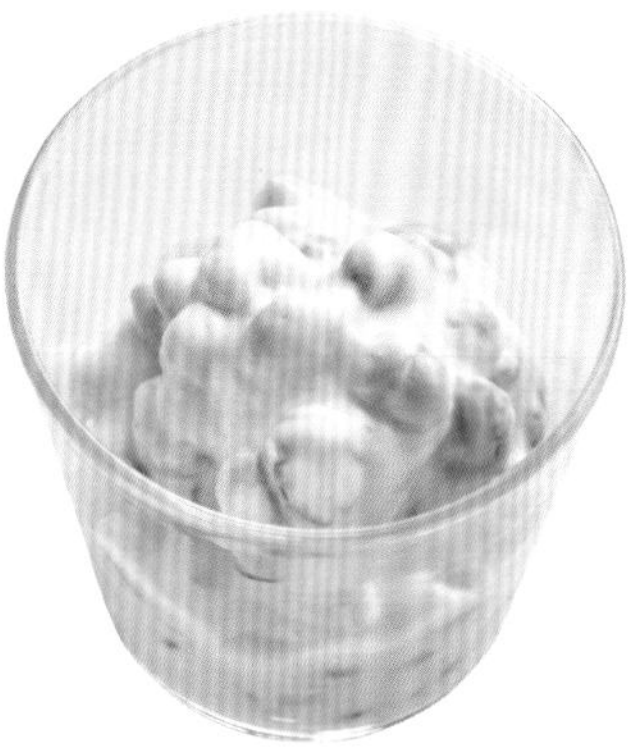

大豆でたんぱく質を補給

炒り大豆ヨーグルト

［ 材料（4人分）と作り方 ］

保存容器にプレーンヨーグルト（無糖）400gと炒り大豆100gを入れて混ぜ、冷蔵室に入れて一晩以上おく。

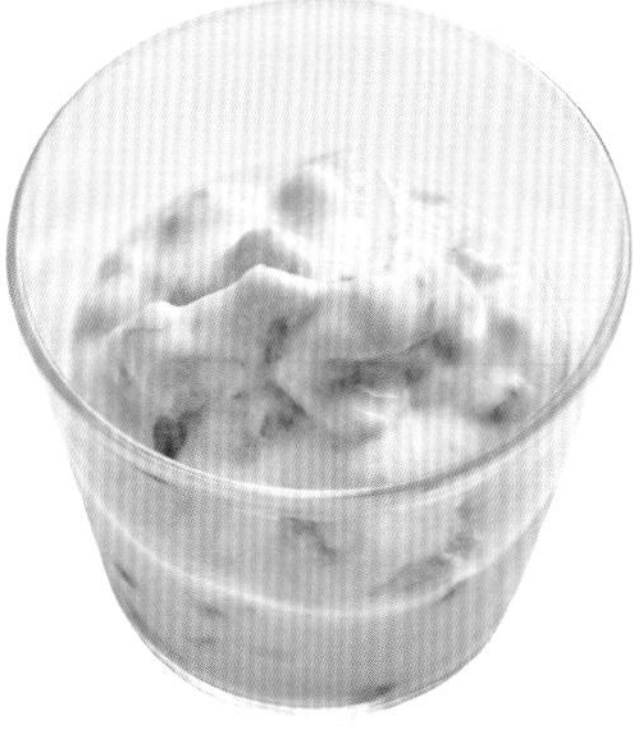

ちょっとしたデザートにも！

干し柿ヨーグルト

［ 材料（4人分）と作り方 ］

干し柿100gはヘタと種を除き、ハサミなどで縦半分に切り、横に細切りする。保存容器にプレーンヨーグルト（無糖）400gと共に入れて混ぜ、冷蔵室に入れて一晩おく。

食物繊維といっしょに
つまみにもおかずにもなるヨーグルト

「毎日ヨーグルト」を使うと
栄養と風味がたっぷりのおつまみや主菜に早変わり！

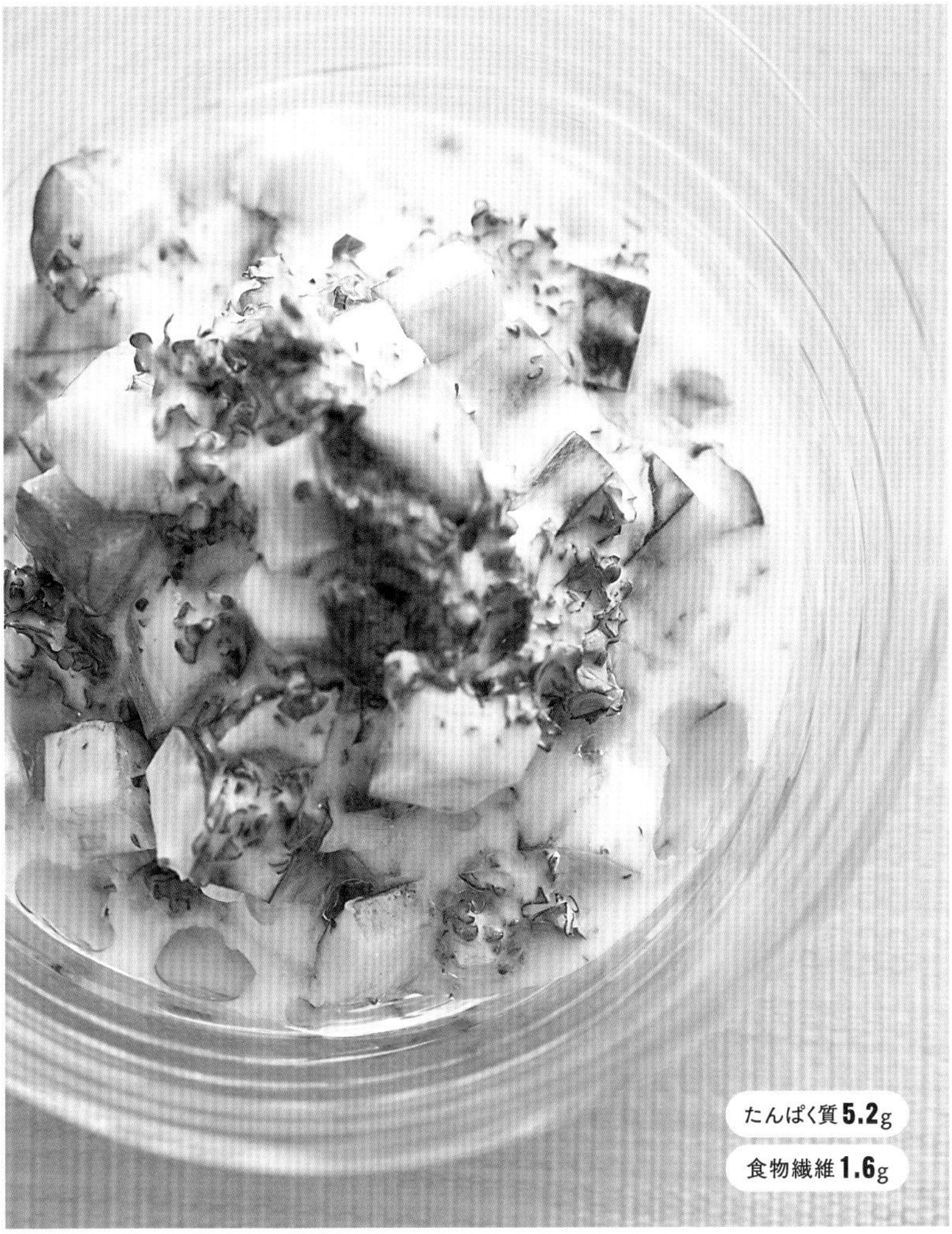

パセリはどっさりと加えて、少しおくとさらに美味

塩麹ヨーグルトと パセリのサラダ

［材料］　2人分

塩麹ヨーグルト(p84) … 1カップ
パセリのみじん切り … 1/2カップ
きゅうり … 2本
おろしにんにく … 少々
オリーブ油 … 小さじ2

［ 作り方 ］

1　きゅうりは縦4つ割りにして、1cm幅に切る。

2　きゅうりとそれ以外の材料をすべて合わせて混ぜる。

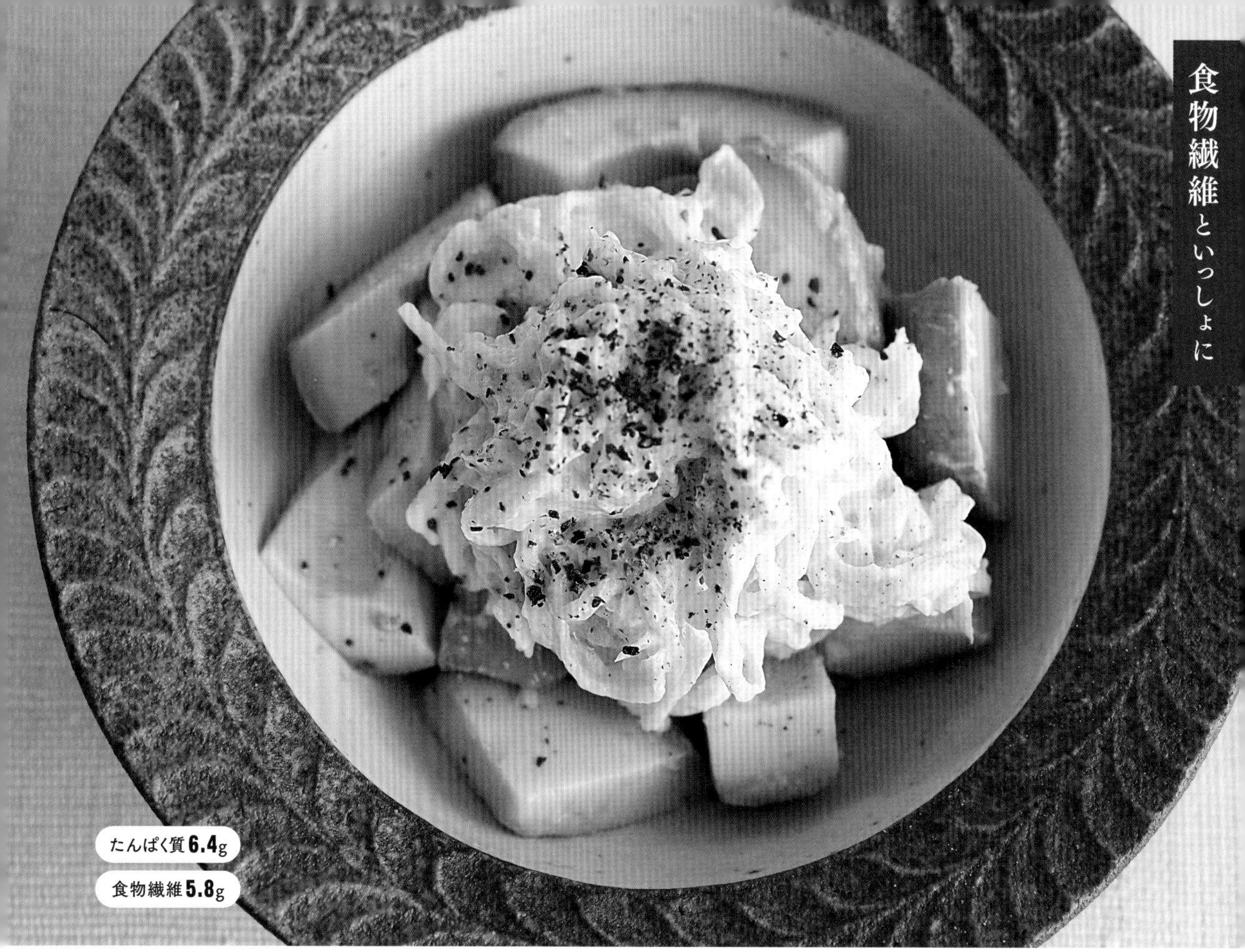

たんぱく質**6.4**g
食物繊維**5.8**g

絶妙な組み合わせに舌鼓《したつづみ》。朝食にしても

切干大根ヨーグルトとアボカドのサラダ

［材料］ 2人分

切干大根ヨーグルト(p84) … 1カップ
アボカド … 1個
A(レモン汁大さじ1、塩小さじ1/3)
粗びき黒こしょう … 適量
オリーブ油 … 小さじ1

［ 作り方 ］

1 アボカドはひと口大に切り、**A**とあえる。

2 器に**1**のアボカドをのせ、切干大根ヨーグルトを盛り、オリーブ油をかけ黒こしょうをふる。

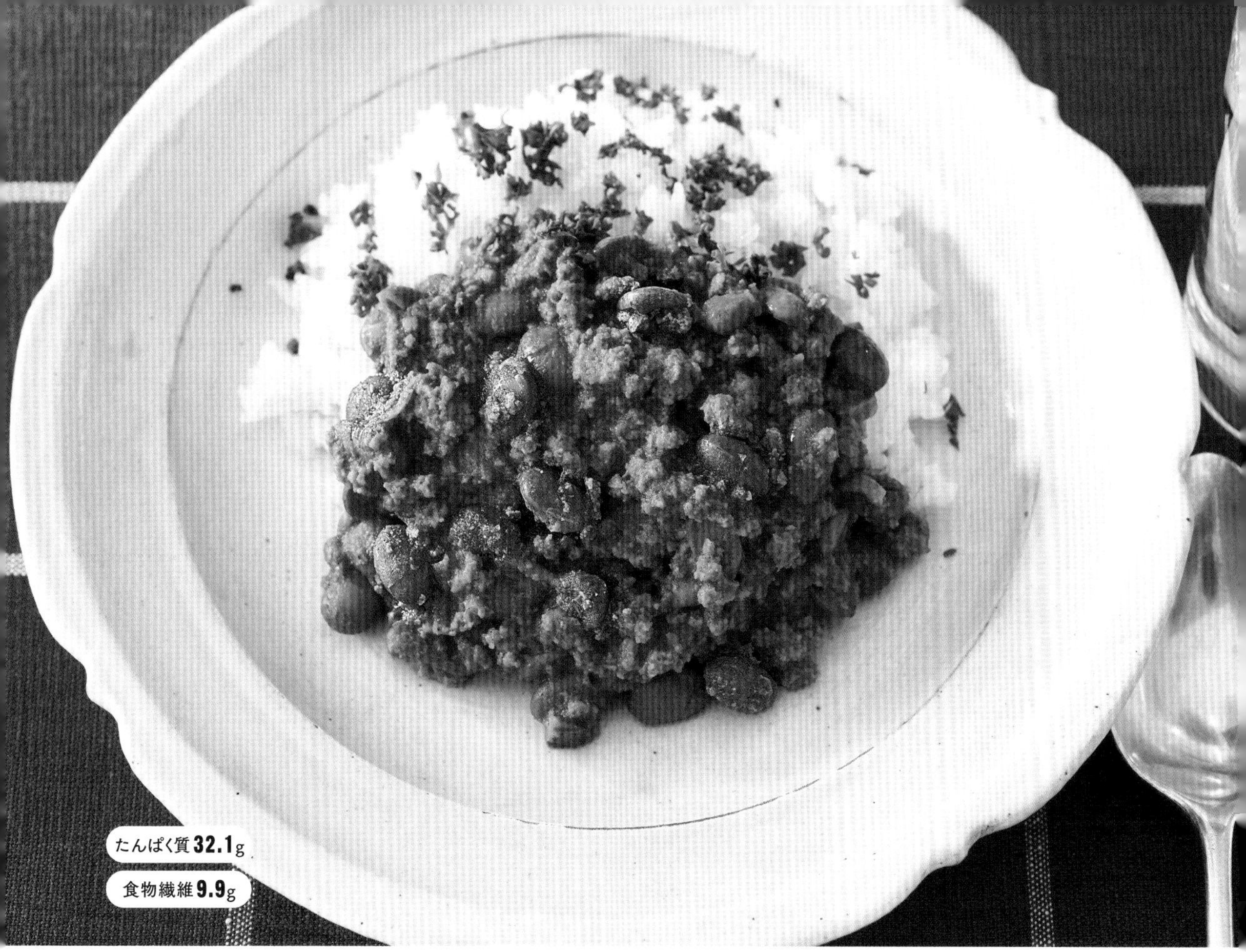

スパイスの効いた奥深い味わい

大豆ヨーグルトカレー

［材料］ 2人分

炒り大豆ヨーグルト（p84）…1カップ
豚ひき肉…150g
A（おろし玉ねぎ1/4個分、白ワインまたは酒大さじ2、
おろしにんにく・おろししょうが各1かけ分）
カレー粉…大さじ3
トマトペースト…大さじ1
B（ウスターソース小さじ1、塩小さじ1/2）
バター…10g
ごはん…2人分
パセリのみじん切り…適量

［作り方］

1 ひき肉に**A**を加えてよく混ぜて、10分おく。

2 フライパンにバターを溶かし、ひき肉を炒める。肉がパラパラになったら、カレー粉を加えてさらに炒める。水1/2カップ、トマトペースト、大豆ヨーグルトを入れて15分煮たら、**B**で味を調える。

3 器にごはんを盛り、**2**のカレーをかけ、パセリをちらす。

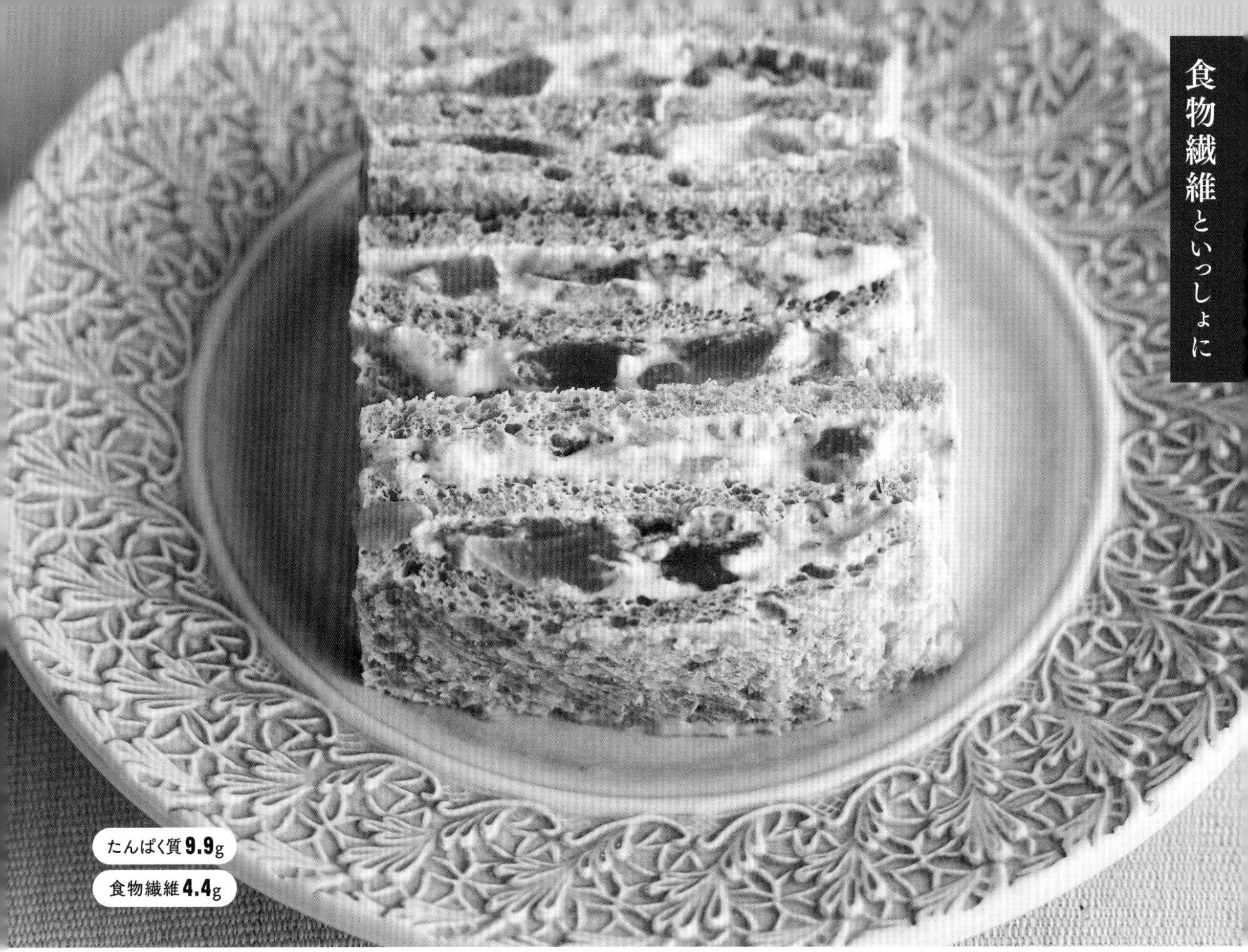

たんぱく質9.9g
食物繊維4.4g

たくさん作って冷凍しておくと便利！

干し柿ヨーグルトのひと口サンド

［材料］ 2人分

干し柿ヨーグルト(p84) … 1カップ
白すりごま … 大さじ2
サンドイッチ用パン(全粒粉) … 6枚
バター … 適量

［作り方］

1 干し柿ヨーグルトにごまを加えてよく混ぜる。パン2枚は両面に、4枚は片面にバターを塗る。

2 片面バターの食パンに1のヨーグルト1/4量をのせ、両面バターの食パンをのせる。ヨーグルト1/4量をのせ、片面バターの食パンをのせる。同様にもう1組作る。

3 それぞれをラップで包んで落ち着かせてから、食べやすく切り分ける。

付録

「免疫パワー最強献立」カタログ

きのこ、海藻、ネバネバ、発酵食……
Part 1からPart 4までの料理を組み合わせると
相乗効果によって、さらに免疫力を上げることができます
各Partから選ぶだけで、栄養、味わい、ボリューム
どれをとってもバランスのいい、最強の献立に！
今日は何を食べようかな……
というときの参考にしてください

献立を立ててみよう

献立は、ごはん（主食）とおかず（主菜）を基本に、汁物や副菜などを加えることで、たんぱく質、脂質、炭水化物の三大栄養素のほか、ビタミン（β-カロテン含む）、ミネラル（食物繊維含む）も過不足なくとれるのが理想ですが、なかなかハードルが高いのも事実。この本から選べば、どんな品数の献立でも、かんたんに組み合わせることができます。

4品献立

選び方・考え方

まずは、Part1きのこ、Part2海藻、Part3ネバネバ、Part4発酵食のレシピから、メインのおかずをひとつ選びます。その次に、残りのPartから汁物や小鉢など、食べたいもの、作りたいものを1品ずつ選ぶだけ。あとは、主食であるごはんを添えれば完成です。これだけで、免疫パワーに欠かせない不溶性食物繊維、水溶性食物繊維、β-カロテン、ネバネバ、発酵食、たんぱく質がバランス良く、かつ、無理なく摂取できる最強献立になります。

添えるごはんにもひと工夫を

主食の炭水化物も、白米だけでなく、食物繊維が豊富な発芽玄米や雑穀、もち麦入りなどを選ぶとカンペキ！

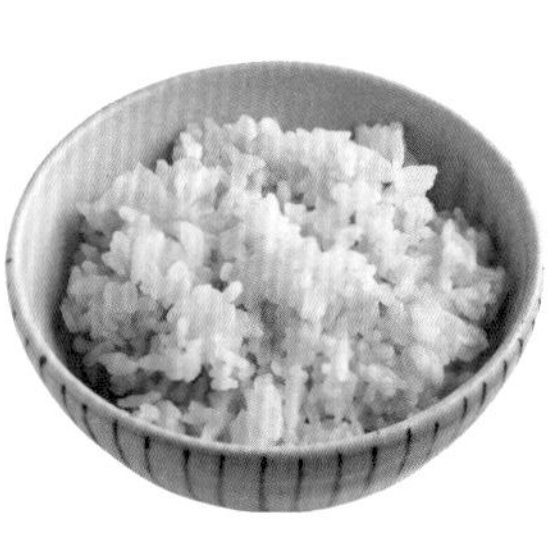

発芽玄米ごはん

玄米より消化が良く、白米よりビタミンBや食物繊維が豊富

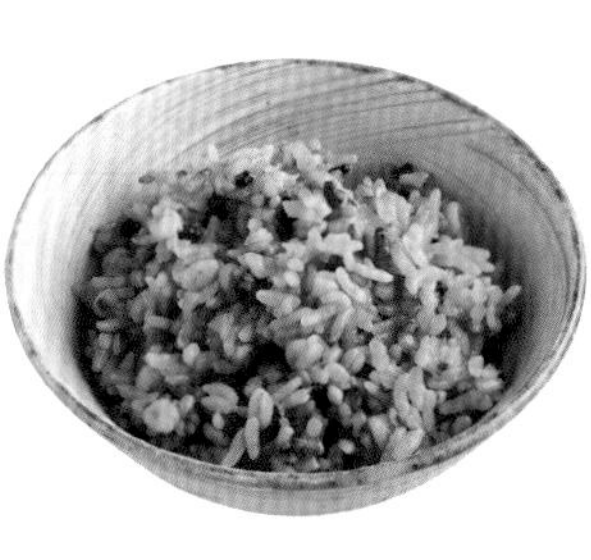

雑穀ごはん

あわ、きび、黒米など雑穀のブレンド米で、食物繊維、ビタミン、ミネラルが豊富

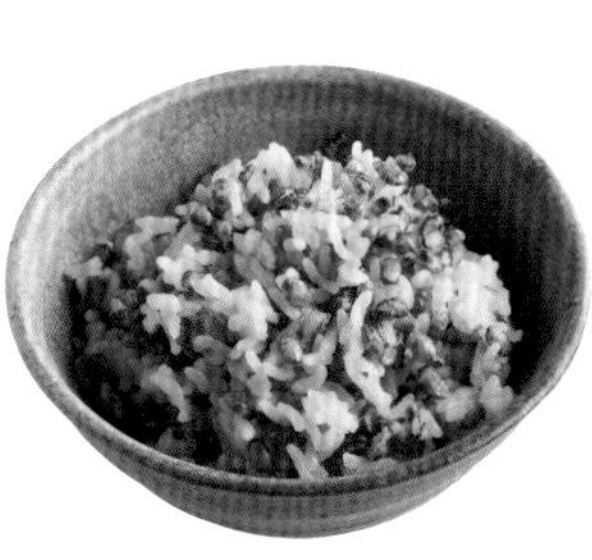

もち麦入りごはん

食物繊維のほか、血糖値の上昇を抑える働きのあるβ-グルカンという物質が豊富

昔ながらの一汁三菜

納豆オムレツとけんちん汁献立

● 里いもと水菜のサラダ

ネバネバパワー + β-カロテン/Part3・p57

● 細ねぎたっぷり納豆オムレツ

発酵食パワー + たんぱく質 + β-カロテン/Part4・p75

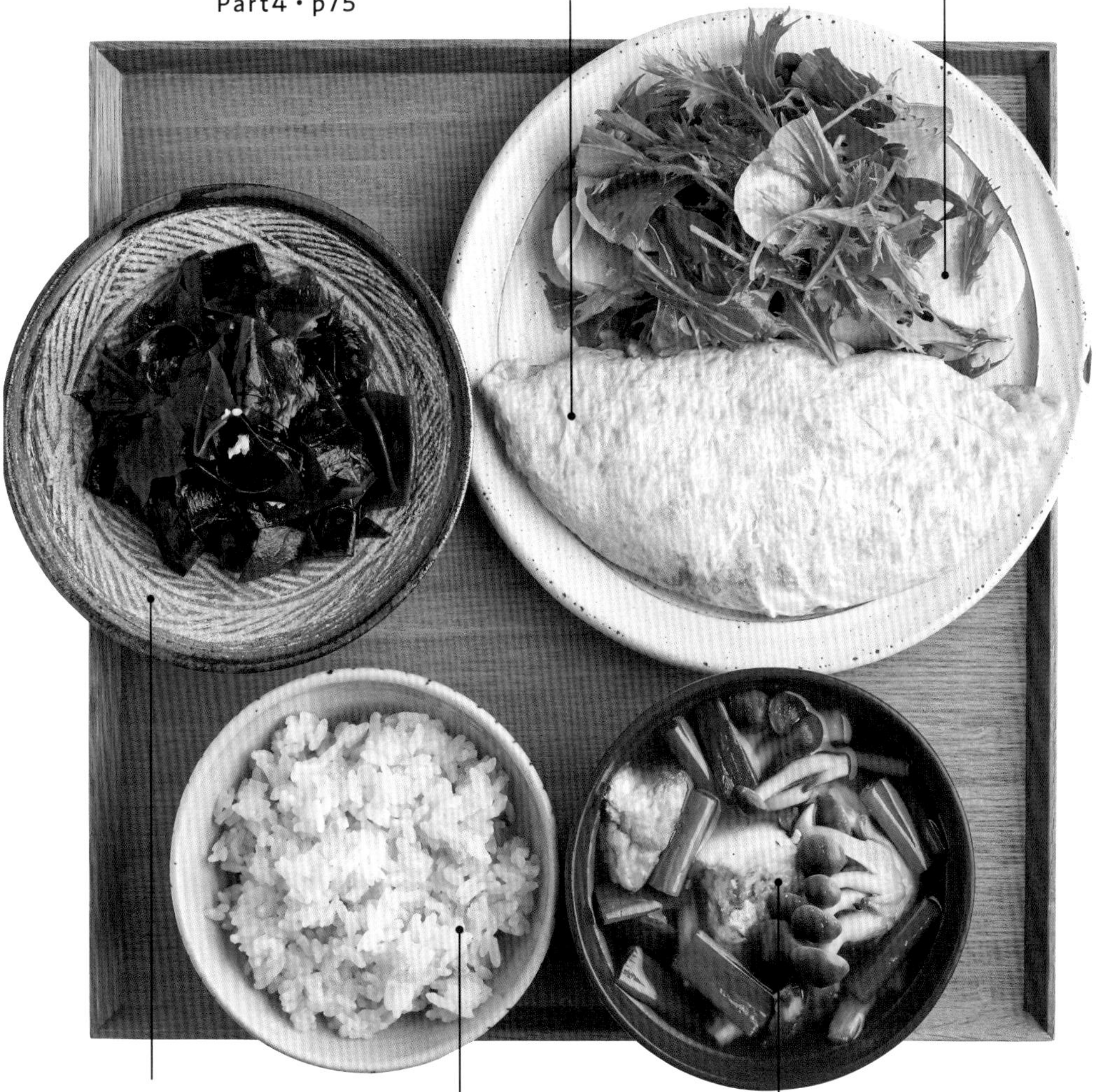

● わかめの塩麹ナムル

海藻パワー/Part2・p34

● 発芽玄米ごはん

● しめじとわけぎのけんちん汁

きのこパワー + β-カロテン + たんぱく質/Part1・p19

こちらもおすすめ！一汁三菜献立

- エリンギたっぷりハンバーグ（きのこパワー+たんぱく質／Part1・p24）
- 長ひじきのしょうが炒め（海藻パワー／Part2・p35）
- 春菊入り大和いものだんご汁（ネバネバパワー+β-カロテン／Part3・p59）
- 切干大根ヨーグルトとアボカドのサラダ（発酵食パワー／Part4・p86）

お魚メインで３品

しいたけのアクアパッツァ風献立

● 干し柿ヨーグルト
発酵食パワー ＋ 食物繊維 /Part4・p84

● ひじきとにんじんのさっぱりサラダ
海藻パワー ＋ β-カロテン/Part2・p36

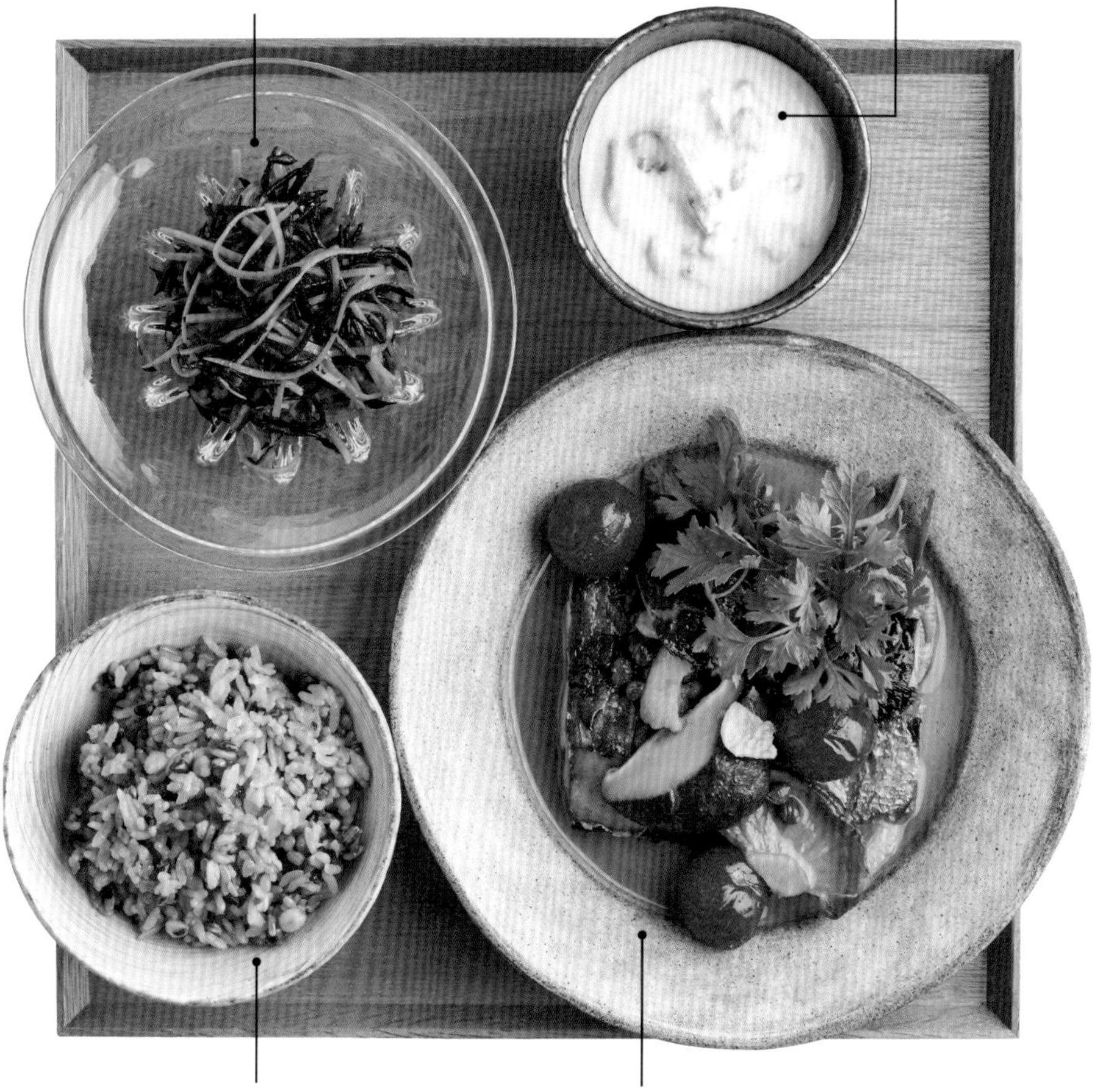

● 雑穀ごはん

● 干ししいたけと塩さばのアクアパッツァ風
きのこパワー ＋ たんぱく質 /Part1・p26

選び方・考え方

はじめに、主菜である魚料理か肉料理、あるいは主食を兼ねたおかずのいずれかを選びます。つぎに主菜とは違うＰａｒｔから副菜か汁物を1品プラス。1素材でできるミニおかずを加えれば、さらに免疫パワーが期待できる献立に。

こちらもおすすめ！ **お肉で３品献立**

- **鶏もも肉のタッカルビ風**（発酵食パワー＋たんぱく質／ Part4・p81）
- **焼きのりのピリ辛あえ**（海藻パワー／ Part2・p34）
- **モロヘイヤのごまびたし**（ネバネバパワー＋β-カロテン／ Part3・p54）

主食と主菜いっしょに

チヂミともずくスープ献立

● **もずくとニラのスープ**

海藻パワー ＋ ネバネバ ＋ β-カロテン／Part2・p39

● **キムチとあさりのチヂミ**

発酵食パワー ＋ たんぱく質 /Part4・p80

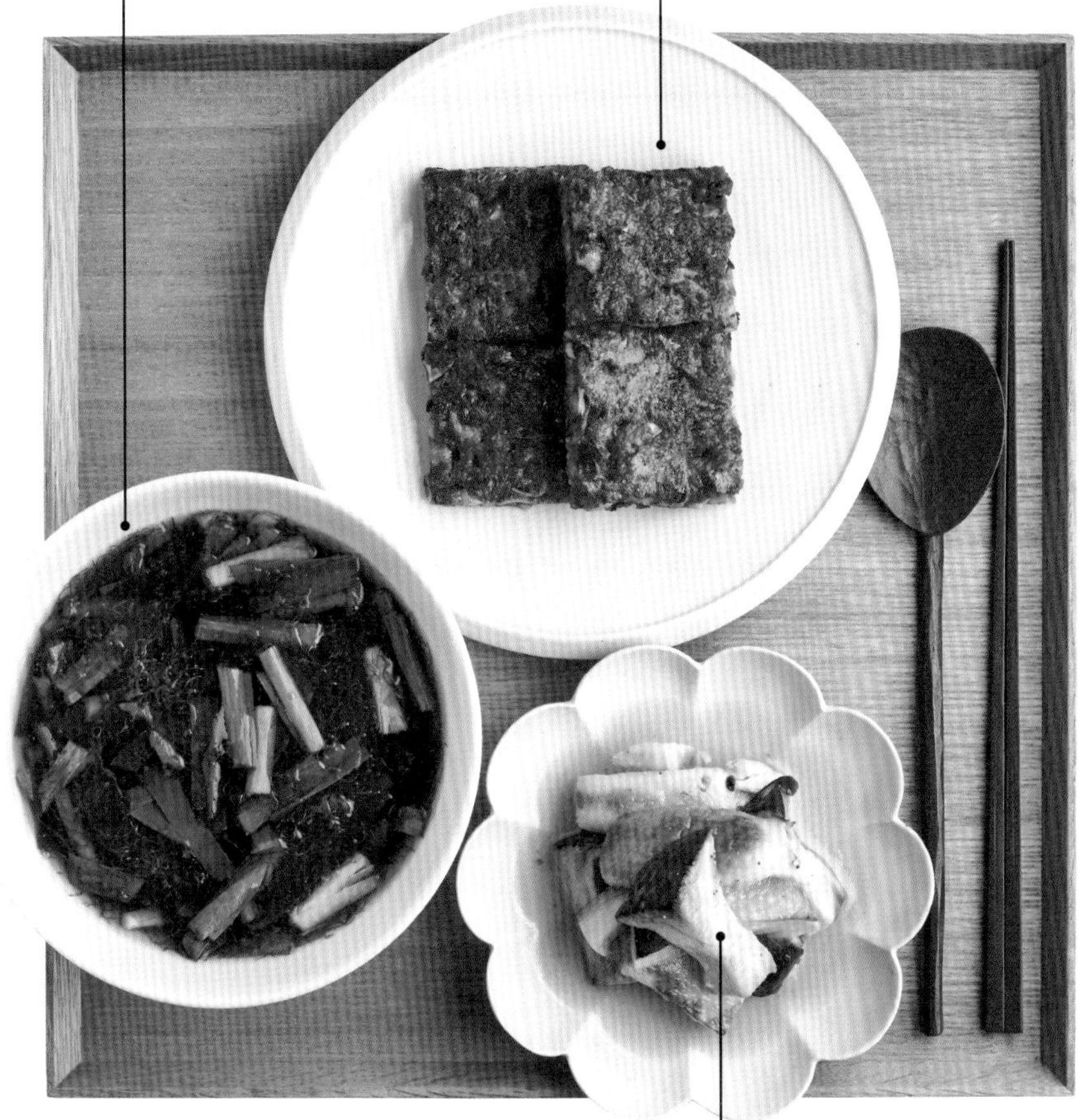

● **焼きエリンギのビネガーマリネ**

きのこパワー /Part1・p15

こちらもおすすめ！ 主食と主菜 いっしょ献立

- **たこ入りのふわとろ焼き**（ネバネバパワー＋たんぱく質／ Part3・p62）
- **わかめとブロッコリーの煮びたし**（海藻パワー＋β-カロテン／ Part2・p37）
- **しめじのナムル**（きのこパワー／ Part1・p14）

2品献立

少数精鋭コンビ

豆腐ハンバーグ献立

● のりとクレソンのごま油あえ
海藻パワー + β-カロテン／Part2・p38

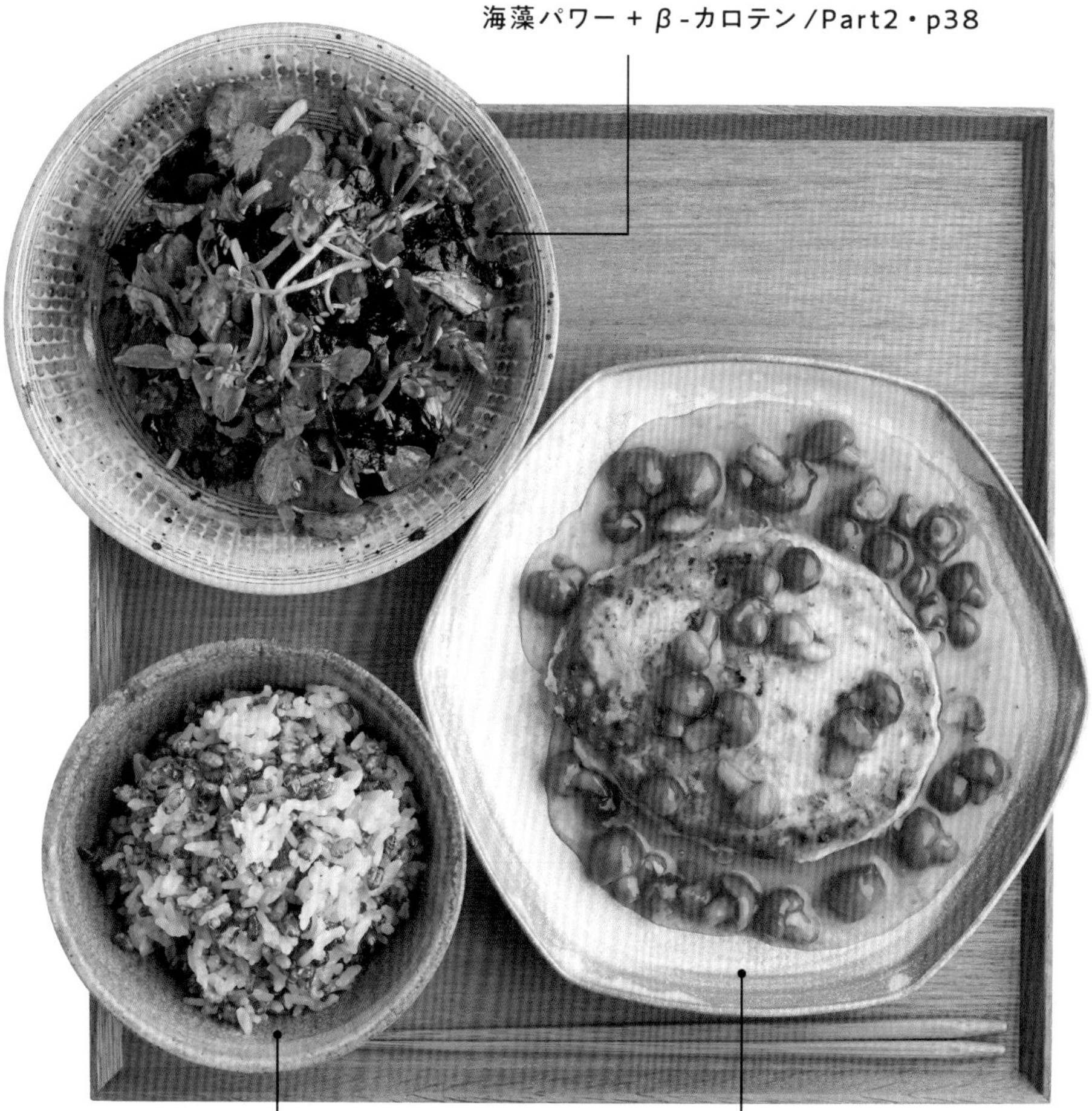

● もち麦入りごはん

● 豆腐ハンバーグなめこあんかけ
ネバネバパワー + きのこパワー + たんぱく質／Part3・p60

選び方・考え方

品数を多く用意しなくても、２品でバランス良く組み合わせる献立です。まずは、複数の栄養素が入っているボリュームおかずを選び、そこに足りない栄養素を含む副菜を１品加えれば、量も栄養も免疫パワーもバッチリです。

こちらもおすすめ！ 少数精鋭献立

- 長いもと鮭の塩麹炒め（ネバネバパワー＋たんぱく質＋発酵食／ Part3・p61）
- もずくとニラのスープ（海藻パワー＋β-カロテン／ Part2・p39）

発酵食で菌活

チゲとヨーグルトサラダ献立

● 塩麹ヨーグルトとパセリのサラダ
動物性乳酸菌 + 麹菌 + β-カロテン/Part4・p85

● サバ缶と落とし卵のチゲ
植物性乳酸菌 + たんぱく質 /Part4・p83

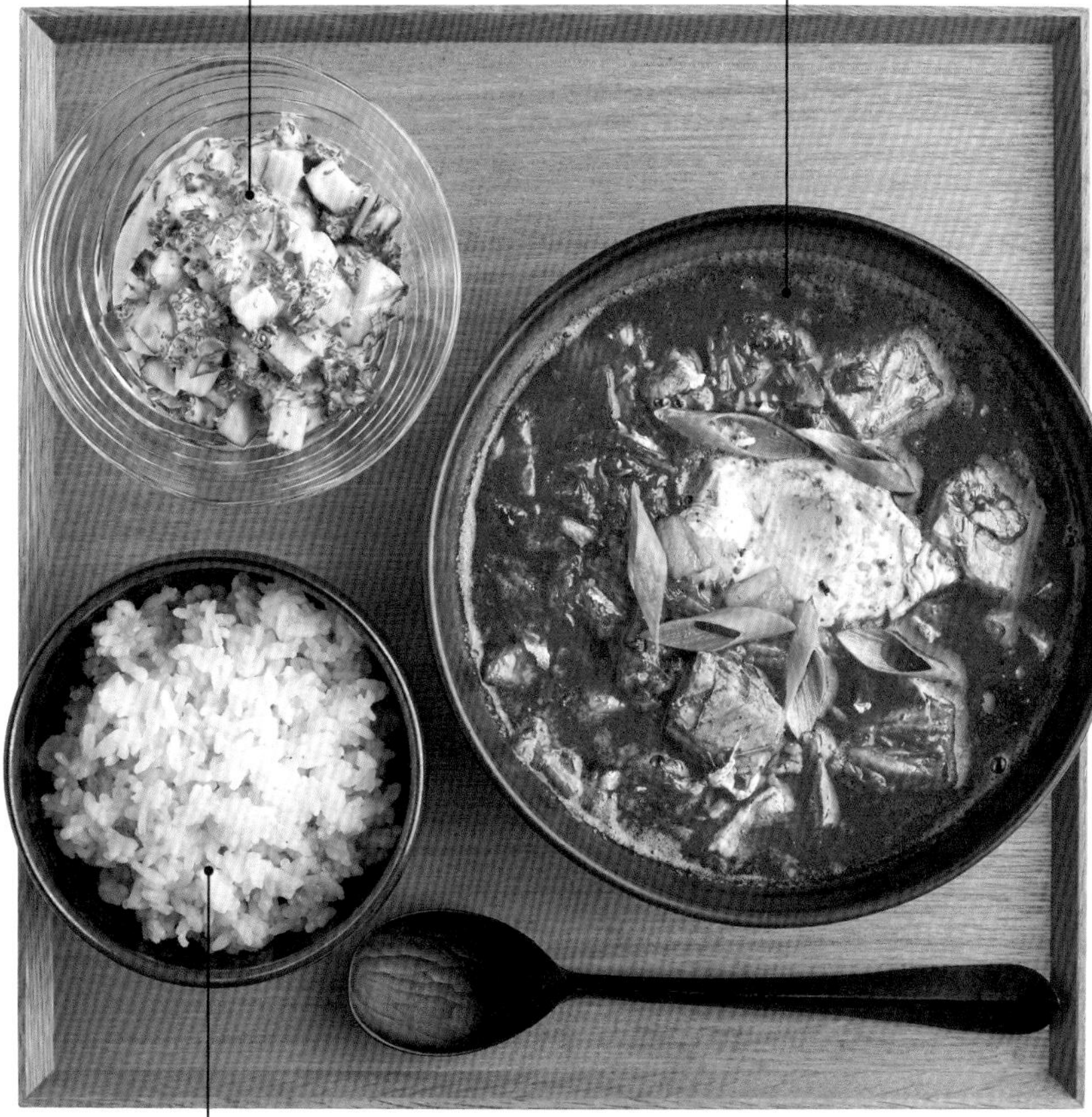

● 発芽玄米ごはん

こちらもおすすめ！ネバネバで腸活献立

- なめこのレンチン甘酢あえ（ネバネバパワー＋きのこパワー／ Part3・p55）
- モロヘイヤのだしがけ豆腐（ネバネバパワー＋たんぱく質＋β-カロテン／ Part3・p66）

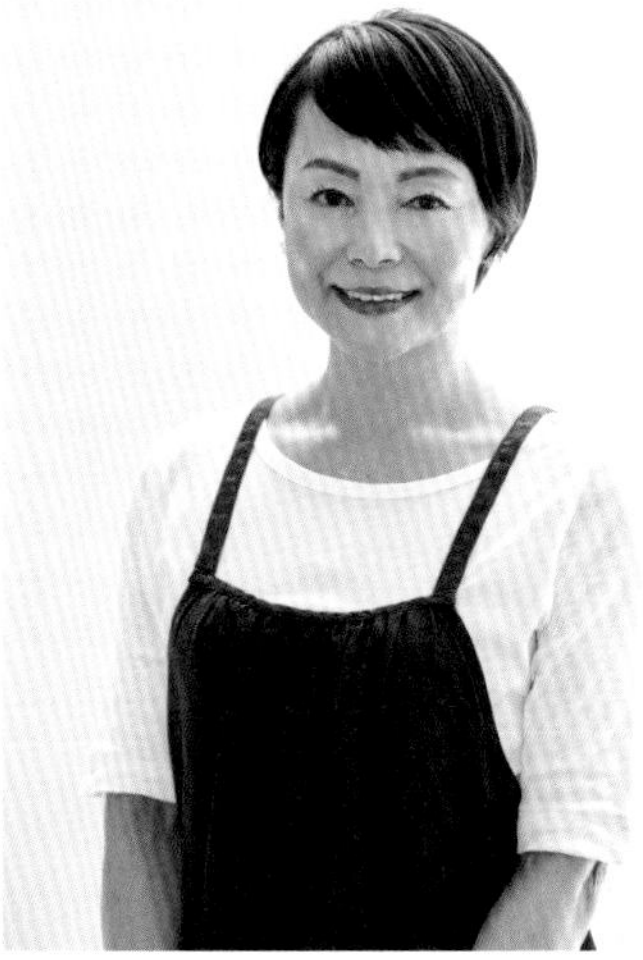

藤《ふじ》井《い》 恵《めぐみ》

料理研究家。管理栄養士。雑誌、書籍、テレビなど多方面で活躍中。家庭の基本料理からお弁当、お酒のおつまみ、おもてなしのごちそうまで扱う範囲は幅広く、キレのいい味わいにも定評がある。最近は、食材が身体に働きかけるパワーにも注目し、素材と栄養価を活かした、おいしくて作りやすい料理も考案している。

撮影　鈴木泰介
スタイリスト　大畑純子
デザイン　髙橋朱里、菅谷真理子（マルサンカク）
編集・文　篠原麻子
栄養価計算　大越郷子
校正　ケイズオフィス
DTP制作　天龍社
撮影協力　UTUWA　電話03－6447－0070
参考文献　からだのための食材大全（NHK出版）

きのこ・海藻・ネバネバ・発酵食で
藤井恵の免疫力を高めるかんたんごはん

2021年1月20日　第1版発行
2022年12月23日　第3版発行

著者　藤井 恵
発行者　河地尚之
発行所　一般社団法人　家の光協会
〒162－8448
東京都新宿区市谷船河原町11
電話　03－3266－9029（販売）
03－3266－9028（編集）
振替　00150－1－4724
印刷・製本　図書印刷株式会社

ISBN 978-4-259-56674-6 C0077